U0271458

别再叫我加油，好吗？

一个学霸与抑郁症抗争十年的心路历程

张闳筑 ———— 著

江西教育出版社

JIANGXI EDUCATION PUBLISHING HOUSE

图书在版编目（ＣＩＰ）数据

别再叫我加油，好吗？ / 张闵筑著 . -- 南昌 ：江
西教育出版社，2020.1
ISBN 978-7-5705-1351-2

Ⅰ．①别… Ⅱ．①张… Ⅲ．①抑郁症－精神疗法
Ⅳ．① R749.405

中国版本图书馆 CIP 数据核字（2019）第 185526 号

著作权合同登字号　图字：14-2019-0269

别再叫我加油，好吗？
BIE ZAI JIAO WO JIAYOU, HAOMA?

张闵筑　著

江西教育出版社出版
（南昌市抚河北路 291 号　邮编：330008）
各地新华书店经销
三河市华润印刷有限公司印刷
880mm×1230mm　32 开本　7.75 印张　字数 100 千字
2020 年 1 月第 1 版　2020 年 1 月第 1 次印刷
ISBN 978-7-5705-1351-2
定价：42.00 元

赣教版图书如有印制质量问题，请向我社调换　电话：0791-86705984
投稿邮箱：JXJYCBS@163.com　　　电话：0791-86705643
网址：http://www.jxeph.com

赣版权登字 -02-2019-595

自序

或许再也好不了，那又怎么样？

日本艺术家草间弥生曾说，我不停作画，是为了压抑不断涌现的自杀欲望。而草间弥生的画笔，对我而言，是心理学课本。

这是一本透过心理学自我剖析的抑郁症自传。

在历经数次药物治疗、心理咨询都没有突破性的改善后，我陷入极度焦虑中，像是我的灵魂，被困在一个没有出口的房间里。于是，在即将升大三时，我毅然决定转学至心理学系，期待透过理论来了解：疾病是如何被定义出来的？患者和所谓的"正常人"有何差别？所谓的"正常人"

究竟是什么样子，有哪些行为模式、哪些性格？除此之外，我必须努力去分辨在自己身上所发生的那些思想、行为，究竟哪些是因抑郁症而生，哪些特质是来自原本的我？如何可以做到适度地原谅自己的"不完美"，告诉自己"人非圣贤，孰能无过"？面对什么样的情况时，我必须正视问题，迫使自己做出改变？

重点是，未来的日子，我该怎么看待自己？该以什么样的态度活下去？

这些年心理学的学习，确实帮助我改善了人生，不再如往日般憎恨自己。虽然，很多时候我还是会因为焦虑与抑郁的症状而痛苦难耐，但现在我更懂得如何与这样不舒适的自己相处。在这本书里，我也会分享如何透过心理学去改善症状。

从高二确诊抑郁症至今已将近七个年头，这些年我一直处于发病、缓解（remission）①、复发的循环里，康复的路

---

① 此处称缓解（remission）而非复原，是因为抑郁症并非全有全无的概念，因此用缓解较精确。

看似遥不可及。

事实上，抑郁症的治疗往往要长达数年之久，而看似好转的几个月后，又会因一些生活挫折导致复发，如此循环，不断发生，导致让我感受到"我可能一辈子也好不了"的无助。对于抑郁症患者而言，治疗的过程是一条漫漫长路，内心饱受寂寞的煎熬，因病造成的生理健康损害、认知功能下降及社交技能低落，都让他们与正常人的世界更加脱节。

因此，我希望借这本书，透过我自己的经历所呈现的抑郁症患者在长时间的情况下须面临的问题，让大众对抑郁症有更全面的认识。但这不代表在"缓解"状态下的"前患者"会因此办事能力不佳，或是难以相处，在此恳请各公司的人事们不要因应聘者的疾病史而产生偏见！我对于书出版之后能否找到工作很担忧！毕竟社会上还是存在不喜欢患精神疾病的人群。（哭）

我曾经看过一部抑郁症宣导影片，影片找来一些康复患者分享自己的心路历程，犹记得其中一个女人因为回想起痛苦的过往而哭倒在镜头前。她说："抑郁症是很痛苦的事，但康复之后却能帮助你更坚强。"当时的我，病得很重，根本无法相信她所描述的"更坚强"是否真的能发生在自己身上。也许，她只是那个比较幸运、有机会摆脱疾病的人罢了，而连彩票都没中过的我，对于复原这样的事，我根本不相信会发生在自己身上。

确实，迈向"缓解"的路非常漫长，它就像设置在另一个山头的马拉松终点，你站在这山看不见它，也不确定它是否真的存在。在治疗与生活的过程中，我常历经身体与心灵的煎熬，经常冒出是否要放弃的挣扎，只能靠内心对终点站的想象，鼓励自己再多跨出几步。如此，缓慢地前进，希望自己有一天能成为正常人。（不过如果你有把书看完，就会知道世界上并没有所谓的"正常人"，只有每一个独特的个人。）

该如何与"疾病""共处"，是抑郁症患者终身的课题。

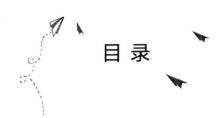

目 录

打开蓝色大门

Chapter ❶

终于找回了自己

Chapter
4

Chapter

1 **打开蓝色大门**

不会有人跟自体免疫疾病的患者说：

"生病的细胞不要去攻击健康的细胞嘛，健康一点啊！"

为什么要叫抑郁症患者"自己快乐一点"？

我们会抑郁，就是因为丧失情绪调节的能力啊！

我死了对全世界都好

　　女孩凝视细白的左手腕，一种过分的仔细。她继续观察手腕上的每一条小肌肉，手掌紧握了又放松。

　　总觉得少了什么。

　　心里空空的，像深不见底的黑洞。

　　她拿起昨天新买的美工刀，眉头紧蹙地注视着白洁的手腕，观察手臂上若隐若现的青色血管。她想，在这里勾勒出一朵赭红色的玫瑰花似乎不错，而且是用利落线条描绘出来，带有简约风格的那种。想着，她的嘴角有了不一样的弧度。不过她怕痛，总没胆量用刀划下去。她拿起书桌上一支极细的红色墨水笔，在左手腕上画下一圈血色，笔尖狠狠地刺入肉里，再缓缓地划开，手上留下一圈不纯粹的红，她感受到渴盼已久的宁静。

她弓起身坐在自己房间的弹簧床上，身体无力地斜倚在墙上，纯白的墙面和她毫无生气的面容融合成同一个色调。书桌上的时钟"嘀嗒嘀嗒"指向 3 的位置，每一个声响都重重地敲进她的心底，像是掉入深谷的石子，久久不闻着地的声音。

她双眼空洞地看着眼前的电话，想拿起来打，却使不起劲让自己的手臂动起来。她的心里有两个声音在对质——

"打吧！这是你最后的希望。你不是想找人说话吗？也许会有谁能帮你。"

"还是不要吧！这时间应该不会有人在线了，打过去也没有人接。"

"能说些什么呢？"思绪在她的脑袋中缓慢流转，空白占据思考时的大部分时间。她的唇微微颤动了一下，却又使不出力气吐出字来。她呼了口气便往旁边倒下，以婴儿在母亲子宫内的弯曲姿势躺着。她的双眼睁得大大的，并不是精神抖擞地想找寻什么，而是找不到闭上眼皮的开关，任凭光线产生的物理刺激传进大脑，却没有解读讯息的能力。就像有时候"不想活着"，并不是因为痛苦而向往死去，而是找不到理由能够说服自己"继续活着"罢了。

她继续听着时钟指针规律地移动的声响，感受白炽灯泡的光线包围身体的感觉，思绪全然空白，就像做完瑜伽后进入全身休息时那样，大脑里没有任何嘈杂的声音，可以感受到环境中平时被忽略的感官刺激。但和瑜伽有些不同的是，正常休息时，思绪宛若全身浸在几十米深的跳水池那样自由与清爽，而她现在则是卡在硬掉的白色糨糊中动弹不得。

又过了一些时间，女孩感觉不出来是过了十分钟还是一小时，但她知道现在仍是深夜。她缓缓地伸手接近话筒。"是时候做个决定了。"她想。

一——九——八——〇，她像蝴蝶使尽力气要破茧而出时那般，挤出身上仅有的力量在话筒上按下这几个数字。

"喂？请问有什么事？"话筒另一端传来貌似初中男生饱含睡意的声音。

"对不起，没事！"女孩慌张地挂上电话，心里满是愧疚。

一九八〇是张老师的辅导专线，不过那时候，女孩不知道它并非二十四小时服务。

"我又打扰到别人了……我又打扰到别人了……"她嘴里不断地叨念，颤抖着把身体蜷缩得更小，像是不愿意再占据这个世界更多空间。眼泪开始扑簌簌地掉下来，她把头整个埋进被子中，不想再让哭声吵到家人。所有的愧疚感和苦楚如轰然倒塌的水坝，猛烈地倾泻而下。"对不起……对不起……"她起了身，把抽屉里积累了几个月的安眠药全数吞下，拖着脚步走回床铺，静静地等待意识从身体中抽离。

● ● ● ● ● ●

女孩慢慢地从睡梦中苏醒，意识以相当缓慢的速度苏醒，一阵极度不舒服的感觉传来，好像有个奇怪的东西卡在她的喉咙上，虽然不至于疼痛，但让她的每一口呼吸都特别不顺畅。她努力地睁开双眼，困惑地看着周围的环境，举起手想摸一摸卡在喉咙上的东西，才发现她的手也变得不太协调，抬起手的瞬间传来一阵剧痛，让她完全清醒过来，定睛一看，自己的手臂上插着针，正在打点滴。

等适应了房内的光线后，因为高度近视的关系，她仍看不清楚墙面上的时钟指向几点。于是，她开始寻找是否有手机放在病床旁边，失去时间感让她十分焦虑。她看到右边的矮柜上有一部手机，但那部手机不是她的。她伸手去拿，只是不管如何使劲，始终够不到，这让她十分气馁，焦虑的感觉又再次让她感到胸闷。她试着深呼吸来缓和情绪，却又被喉咙上的怪东西卡住，使得她心情更糟，而且这次她还注

意到这怪东西也夹在她的鼻子上。现在的她真的没有足够的

心力同时注意太多事。

"你醒了？"睡在沙发上的女人试探地问。

女孩这时候才意识到有个女人睡在矮柜旁的沙发上。她

花了一些时间，方才察觉那个女人是她母亲。她的视力不太

好，又加上过于专注地想拿到手机，因此完全忽视了有女人

的存在。但至少，现在她知道那手机是她母亲的了。

"现在感觉怎么样？有没有好一点？你知道吗？我真

的好担心失去你，我没有办法想象没有你的日子怎么过下

去……"母亲开始抽抽搭搭地哭起来。

"这个，很不舒服，可不可以拿掉？"女孩指着她口鼻

上的东西说。

"我现在去问医生可不可以帮你把鼻胃管拿掉。"

"呃……算了，没关系。早上再问吧！"

"那你还想要什么吗？想上厕所吗？"

女孩本来想要问现在是几点，还有她睡了多久，但她想

了想后觉得还是算了，只说了："不用了，我想再睡一会儿。"

"好吧！那你再休息一会儿吧，有什么事可以随时叫醒我，我明天早上再帮你问医生可不可以拆掉鼻胃管。"

女孩没有回答，只是转过身尝试着入睡，但她感觉到母亲的目光还停留在她汗湿的背上。

● ● ● ● ● ●

故事中的女孩，是我本人。

那时是高三下学期，我对人生真的绝望到了极致，又加上所申请的大学有面试，压力很大，实在不想要面对这个难关，打算一走了之。所以在确定面试的前两周，服安眠药自杀了，也不知道是幸运还是不幸，我没有成功，被送进医院折腾了一番，最后还得面对面试这个难关。

当时我想着，要是我死了，家人就不用再担心了；要是我死了，班级平均成绩也不会这么难看，老师便不用为难了；要是我死了，我的同学也不用跟我这个怪胎相处，大家的高中回忆也会快乐许多。

　　我死了，对全世界都好。

　　我不会说自杀是个好手段，但我从病床上醒来时，父亲坐在一旁等我，那是人生中第一次，他把我的话完整地听完，没有打断。他说："对不起，我真的不知道你这么痛苦，一直以为你只是在闹脾气而已。"然后父亲告诉我，自己长年工作不顺，主管要求很多，没想到因为这起事件，主管竟开始自我反省："我是不是给你太多工作，害你没办法回家陪女儿，她才会这样……"所以，这是不是也算功德一件？

抑郁症不是少数人的病

对于没有得过抑郁症的人来说，可能会觉得那是极少数人才会发生的事，甚至暗自揣测，那些人是因为太软弱才会生病吧。

然而，根据台湾地区卫生主管部门、人口与健康调查中心在 2002 年以台湾人抑郁量采访寻问超过两万名民众的调查显示，十五岁以上的民众 8.9% 有中度以上抑郁，估计抑郁人口逾百万。其中有 5.2% 达重度抑郁，但其就医比例仅 2.3%，显然一半以上的重度抑郁者并未寻求专业治疗。

而抑郁症的一大诱因便是压力，在高压的现代生活下，人人皆有机会成为抑郁症的候选人，因此抑郁症不仅是"世纪文明病"，又被称作"心灵的感冒"。根据台湾地区卫生主管部门 2004 年统计，台湾每 2.5 小时就有一个人自杀，而自杀死亡者生前有抑郁症情况的超过 70%，因此不能忽视抑郁症的影响。

今天我很難過，很想大哭，但找不到人說。
不論是工作上，人際關係上，學校、家庭我都很難過，
很失望，甚至，我很討厭我自己。

如果你問我「為什麼不笑?」那我會說:「我又不開心，
幹嘛笑?」那如果你又說:「笑笑看，說不定會激發
開心的!」我則會說:「我早就忘記該怎麼笑了?」

2012.7.29
　　　高考后的暑假，我对于高中的学习困难、人际关系、校园生
活感到挫折又恐惧，甚至不知道该怎么去读大学。

住院隔天，班主任跟学校教官提着一盒养生鸡汤到病房来看我。我觉得好讽刺，全校这么多学生，我总是最没有存在感的，只有在这种时候，才能博取师长的一点关心。

班主任在病床旁说："你真的太善良，善良到太傻了。你怎么会担心，放学后问我问题会害我无法回家陪小孩，因而就把悲伤跟困扰往自己心里吞呢？你每次都先顾虑别人，什么时候才照顾自己呢？"

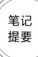

笔记提要

· 抑郁症容易使患者思考能力下降、失眠及行动缓慢。

· 还容易自责、情绪低落、有自杀意图、觉得自己没用。

· 请重视患者努力发出的求救讯号：当他们告诉你"我想死"时，并不是无理取闹。

别叫抑郁快乐一点

从初中进入青春期后，我就开始遗忘如何欣赏纯粹的快乐，思考模式变得相当悲观，任何事情都会想到糟糕的一面，接着就钻牛角尖转不出来。

虽然从过往日记上可以知道，我大概是从初三就开始出现轻度抑郁的症状，但确诊为抑郁症并开始接受治疗，是在高二那一年。治疗的方式很简单，每周一天到学校辅导室找辅导老师洽谈，有时候学校会找高雄医学大学附属医院的精神科医师帮我做治疗（其实也是洽谈，就是比较专业的聊天），假日再去身心科诊所做追踪。医生会简单问诊，大约五分钟（因为病人很多，无法跟我聊太久），接着开一些助眠剂、抗焦虑剂跟血清素给我吃。抑郁症患者大脑的血清素分泌不足，因此会以药剂的方式补充。不过这些药物会让我缺乏食欲，因此我要强迫自己吃东西。（因为咨询费用挺贵的，一小时要一两千元，健康保险又没有补助；看精神科有保险，因此家里只能负担精神科的治疗费用，而咨询就使用学校资源。）

"既然你一直这么悲观，那是什么契机让你意识到自己可能生病了，开始求助专业治疗？"或许有人会这么问。

说起来有点讽刺，当时年纪小，并不了解抑郁症是什么，更别说身心科、精神科、心理咨询、精神科医师、心理学这些事情，我一点概念也没有。便以"先天性低血压"及"贫血"解释自己嗜睡、记忆力变差等症状，以"压力大""睡眠不足"解释情绪低落与疲惫感。由于我是学校里医护小天使的成员（类似急救队的学生组织），平时会在保健中心值勤，有一次整理柜子时，我意外看到一叠由董氏基金会发行的抑郁情绪自我检测量表，便拿了一张来写。写完后发现不得了了，每个题目我都点头如捣蒜，真是讲到心坎里了，当然抑郁指数也到达最高危险等级。

于是我回家拜托母亲带我去看精神科，告诉她我可能有抑郁症，需要治疗。父母那一辈对精神疾患有很严重的偏见，记得他们曾嫌恶地说："蔡雅兰（化名）有抑郁症，好可怜，怎么会得这种病？"当我告诉她想要求诊时，她只说："你想太多了，你怎么可能得那种病？"

之后我仍旧不断告诉她，我真的很痛苦，拜托她带我去看医生，我很不快乐。母亲却说："你不要一直往负面想就好了嘛，快乐一点啊！"

不会有人跟自体免疫疾病的患者说："生病的细胞不要去攻击健康的细胞嘛，健康一点啊！"

为什么要叫抑郁症患者"自己快乐一点"？

我们会抑郁，就是因为丧失情绪调节的能力啊！

母亲那边讲不通之后，我转而向护士阿姨求助，她帮我介绍辅导中心，开始洽谈。后来母亲才勉强同意带我去看医生。事实上，这些年来，我也不断地阅读书籍来了解抑郁症，以便理解自己的处境，并且整理出一套合理的说词对父母解释我的状况。

举例来说，人在跌倒时会崩溃大哭，此时一般人哭泣是因为疼痛，而我却是从心底涌现出庞大的悲伤，想着我运气真不好，怎会这么可怜，为什么受伤没人帮我，我是不被爱的，不值得活着。这些情绪反应太过强烈，有违常理，违反"比例原则"，常让父母不知所措；或是上课时，我曾因怎样都听不懂，翻书也找不到答案，几日以泪洗面，打电话跟爸妈说我要休学，甚至再次激发自杀的冲动。对于小挫折，我会相当敏感，非理性地放大悲剧程度，一旦遭遇更大的难关，我就会脱口而出："我好想死，拜托让我死。"

我不是说说而已，我是真的很想死，每分每秒。

但我必须让父母知道，因为抑郁症的关系，我特别容易悲伤，也很容易有自杀的念头。我不是把死当玩笑在说，也不是不愿意为自己的人生负责。只是，我真的承受不了这些风吹草动。我的父母是辛苦的，光是上班的压力就已经很大了，他们不能再把他们的负能量传递给我，还要不时地监控我的状况，帮我加油打气。这些年，他们对我说话也变得小心翼翼，生怕无心的玩笑就伤害到我，然后逐渐接受他们的女儿是抑郁症患者——他们曾经鄙视的那种人。

那时我很讨厌咨询，因为我觉得它"很无用"，不过是每次花一个小时，辅导老师坐在那边听我说话，然后重复我的话而已（所谓同理、倾听），什么实质的问题都没解决。我就是家庭不和谐，爸妈不关心我；我就是跟同学相处不好，没人要跟我当朋友；我就是成绩很烂，考不上大学；我的人生一塌糊涂，未来也是悲剧的延伸。对方为什么不做些实质一点的事，只坐在那边听我说话，不时点点头而已？如果外部环境没有改变，我是否像泡在有毒的化学溶液中，永远不会好转？

有一次去看诊时，身心诊所的精神科医师说："你一定要找到社会支持（social support），才能改善你的状况，不然一直吃药也不是办法。"

但是，我没有朋友，一个都没有，跟父母的关系又很疏远。我要去哪找到社会支持？

高中老师很多是学校校友，很喜欢在课堂上说："人一生中最好的朋友，大多都是高中同学，所以你们要好好珍惜身边的人。"我听完悲伤不已，我高中一个朋友都没有，是不是代表我这辈子再也找不到朋友了？

我仍旧孤单了很多年，虽然断断续续认识对我友善的同学，但彼此都是淡如水的状态，不是上课来不及时能拜托她帮忙买早餐，或是失恋时能深夜谈心的关系。也许，她们愿意当我的朋友，只是没有契机能使我们更深入交往，而我对外人又筑起很厚的心墙，始终维持着表面的关系。

医生让我知道，或许咨询和药物能帮助我舒缓一些痛苦的感受，但人生之路很漫长，要想好好走下去，还是得建立一个"人际安全网"，也就是社会支持。像大楼内的天井，通常会挂上一张白色的麻绳网，防止有人掉下去那样。人际安全网是为了遭遇人生变故时，能够及时网住自己，让人不会持续下坠的保险。

最难的是，第一个朋友，要怎么得到？

抑郁症治疗困难重重的原因在于，通常患者的社交技能很差，情绪管理也失能，因此与别人相处时常常会惹怒他人，没人想当他们的朋友。但没有朋友，也就没有社会支持，更加重抑郁的情况。于是，常常这样恶性循环下来，许多患者撑不过去就自杀了。

可是，大家不会强迫小儿麻痹症患者去跑大队接力，也不会因为他速度很慢，怪罪他让班上失去名次。那为什么，当抑郁症患者无法表现出活泼、开心，甚至不适合应对社交时，却没有人谅解？只因为身体的疾患是外显的，容易被看见，以及非患者自愿的。但多数人会把抑郁症解读成性格上的缺陷，看似是他们咎由自取，是患者自己不愿意乐观一点、社会历练不足而造成的。

能不能给抑郁症患者多一点包容，多一次机会？

什么是社会支持?

　　House 与 Kahn 认为社会支持的功能包括下列四类: 情感支持（emotional support）、实质支持（tangible support）/工具性支持（instrumental support）、知识支持（information support）和评价性支持（appraisal support）。

　　白话一点来说，就是得建立一个社交网络，在你遇到困难的时候，能帮助你。

　　举个例子好了，当你微积分快被挂掉的时候，你的室友写了一张加油纸条藏在课本里，是情感支持（指家人、朋友以及重要他人所提供的爱与关怀，使个人拥有自我价值，且维持其自尊）；当你的同学半夜陪你解练习题时，是实质支持（指家人、朋友及重要他人提供的协助，例如物品协助、金钱协助、劳力协助、时间协助……）；当你的导师提供给你一些自学网站，并告诉你，努力过就好了，重修一次不会丢脸时，这是知识支持（指家人、朋友及重要他人提供的建议及相关的知识，来协助个人朝向目标前进，减少其焦虑感）；当你的学长告诉你，其实每年重修的人有一百多个，及格了表示你很厉害，但没过也不过是表明你是正常人而已，不需要沮丧时，这是评价性支持（指家人、朋友及重要他人所提供的肯定、回馈与社会比较，使个人能肯定自我及确定自己的想法）。

　　不论是心理层面还是实质层面的帮助，都是人在群体社会中能够生存所具备的要素。每个人都需要建立自己的人际网络，也就是社会支持，来渡过生命中的难关。

简式健康量表（BSRS-5）（别名：心情温度计）

　　简式健康量表（BSRS-5）[1] 由台大李明滨教授等人所研发，能够有效侦测个人的心理照护需求。本量表共包含 5 个题目，可分别测量焦虑、愤怒、抑郁、自卑与失眠等常见的心理困扰严重度。本量表所列举的问题是为协助了解您的身心适应状况，请您仔细回想在最近一星期中（包括今天），这些问题使你感到困扰或苦恼的程度，然后选出一个您认为最能代表您感觉的答案。

> 完全没有 0 分　轻微 1 分　中等程度 2 分
>
> 厉害 3 分　非常厉害 4 分

　1. 睡眠困难，譬如难以入睡、易醒或早醒　　　　□

　2. 感觉紧张不安　　　　　　　　　　　　　　　□

---

① 本量表由李明滨教授提供，仅供参考，若发现有患病可能，请尽快就医。

3. 觉得容易苦恼或动怒　　　　　　　　□

4. 感觉忧郁、心情低落　　　　　　　　□

5. 觉得比不上别人　　　　　　　　　　□

6. 有自杀的想法★　　　　　　　　　　□

合计　　分

简式健康量表评分说明

1 至 5 题之总分：

0~5 分：一般正常范围。

6~9 分：轻度情绪困扰，建议给予情绪支持。

10~14 分：中度情绪困扰，建议转介精神科治疗或接受专业咨询。

大于 15 分：重度情绪困扰，建议转介精神科治疗或接受专业咨询。

★第 6 题（有无自杀意念）单项评分

本题为附加题，若前 5 题总分小于 6 分，但本题评分为 2 分以上（中等程度）时，宜考虑转介至精神科。

成為正常人

不可以在游泳池裡偷偷哭泣
因為悲傷的淚水
會毒死隔壁水道
小孩的天真

不可以在電梯裡偷偷唉聲嘆氣
因為你的呻吟
會加劇監視器前
保全的噩夢

不可以對著海浪偷偷說你的苦惱
因為想念
會讓海螺
無處可逃

不可以對著樹洞說你的哀慟
因為它不會答應你
要守住秘密.

痛苦再巨大
也沒有人
可以理解你.

記得遵守規定
才能成為一個
真正的
正常人.

2018.4.30
诗词创作《成为正常人》。

因为太寂寞了，写日记成了我生命最后一道防御线（事实上，在咨询领域的相关研究中发现，书写确实有自我疗愈的功效）。当情绪逼近崩溃边缘时，我一定要写日记。我随身都会携带纸笔，随时随地地写无人可吐露的心事，在日记上跟自己对话——写下今天发生的事，自己的心情，谁对我说了什么，我的感受是什么，最近看了什么书籍、电影，得到什么启发；最后，再写下最近的目标，跟一些鼓励自己的话，像是"闵筑加油，你很棒，这次作文分数比上次高两分哦，老师评价你有当小说家的潜力！你现在还很年轻，做不好没关系，之后还有十几二十年可以努力，之后会更进步的，不要放弃！"

因为生命里幸运的时刻太过稀少，一定要努力地将其刻画在日记里，提醒自己曾经幸福过。即使，那时间仅有几秒。

情绪低落的时候，我不敢让别人知道我有抑郁症，我不想接受异样的眼光，也不愿他人因此给我奇怪的特别待遇。然而，当情况好转的时候，我依旧无法坦然地让别人知道

100. 1/12(三)

這些天，我什麼也不想做，只是一直躺著睡，靜靜的
耶真的很感人。

學校不放假我就自己請假，有太多事我不想去面對。

休學嗎了我確實需要離開一陣子，放空自己。
只是離開了以後…我就回不來了。

我的心裡空了一塊，我不知道那裡原本是什麼，
我一直在找一塊東西填進去，可惜，我連自
己在找什麼也不清楚。我好像一直在等"什
麼"，只是我亦不知道在等些什麼。甚至是人
、事、時、地、物…我都不知道。

沒有這麼茫然過，連下一秒是該呼或是吸都
不確定。我找不到自己。想把自己丟掉，
我也不知道這究竟是什麼奇怪的感覺。

苦悶吧！嗯。

現在很喜歡 <u>郭靜</u> 每一天都不同

今天很早就穿好了制服，但我沒有去上學。

好像是放棄了自己到什麼都不想要

早上 9:30.

2011.1.12

　　高二，我经常早起洗漱好、穿好校服，最后却没有动力去上学，
只好请假在家休息。

　　学校让我压力很大，我希望能休学一阵子，但父母不允许，
同时我自己也担心一旦离开校园就是永远辍学了。

我有抑郁症的病史，因为我不确定他们能否接纳这样的我。也有许多时刻，当自己因为精神疾病而无法自理生活、完成学校指派的作业，或是达不到社会的期待时，我不知道如何跟老师与同学解释。

到了大学之后，我已经很会伪装，即使心里难受，还是会绷着一张笑脸面对别人，回到房间再把自己关起来放声大哭。我伪装得越好，面具收藏得越多，越不敢说出真相，因为我怕别人愿意跟我当朋友，是因为"我扮演的角色"，而非真正的我。

在这个极度崇尚乐观与外向的社会里，想要生存，得学会装出乐观开朗的样子，毕竟，没有人想无时无刻被负能量轰炸。努力一点，就可以毫无破绽地演出。但是伪装很耗费心理能量，总是有那么几天，感觉好疲惫，不想再装了，想做回原本的自己——那个抑郁到极点的自己。不过我真的好怕，会不会又失去所有朋友，再次变回孤身一人？

直到现在，我终于能够泰然自若地说出："我有抑郁症病史，接受治疗很多年了，目前病情已经缓解，但哪天会复发也不知道。"但我还是会怕，是不是有人会觉得，这些故事都是假的，都是我杜撰出来的。得抑郁症只是我拿来逃避责任，解释自己一无所成的借口。

有一次接受治疗时，高医的精神科医师告诉我："我高中念北一女①，高一时也有抑郁症，成绩很差，但我高三的时候成绩又好起来。后来，就像你看到的，我成为了精神科医师。很多时候，我都会自问：'为什么是我？为什么是我生病？'可是再后来我就会这么想，也许上帝现在给你这个考验，是为了让你日后能帮助跟你受过一样苦的人。因为，你能够真正地了解他们。"

是的，有抑郁症经验，以及接受过心理学专业训练，加上有能力书写成章，那么，写这本书可能是我的使命吧！

---

① 全称为台北市立第一女子高级中学，是台北市的明星高中。以考试或申请为主的该校，入学门槛极高，学生平均素质为初中基本学力测验前1%（PR值=99）的优秀国民中学毕业生。

我希望通过这本书，帮助那些仍在与抑郁症搏斗，或是有情绪困扰的人，给他们一点安慰，也让社会对他们多一些谅解。

笔记提要

· 若发现自己或朋友有患抑郁症的可能，可以先做自我检测量表检测，并寻求专业协助，例如身心科、卫生局的咨询服务。

· 抑郁症患者的社交能力与情绪调节能力较差，需要社会的包容与理解。

· 写日记（书写）是一种自我疗愈的方式，但要避免负面的反复思考（对于不好的事情紧抓不放，不断钻牛角尖反而会让病情加重）。

· 抑郁症初期很难被察觉，很多患者都是生理症状先产生——失眠、食欲降低之类的现象，精神方面的问题才接续出现，因此一开始容易被误判。另外，也有人是好几种症状一起出现，或是交替产生。

我的记忆被偷走了

砰！砰！砰！

生物小天才一边写考卷，一边焦虑地用脚踢前面女孩的木头座椅，但女孩始终没有清醒。她不确定该不该举手叫老师帮忙，而且时间一分一秒地流逝了。

在钟声响起之前，女孩倏地清醒过来了，腰杆挺直，手足无措的样子，宛如被绑匪丢弃到荒废仓库里的人质，对身旁的环境感到困惑且害怕。花了几秒，她似乎弄清楚发生了什么事，赶紧振笔疾书，想办法完成眼前的生物考卷。

"哎，你刚刚很夸张耶，突然睡着了，我一直踢你的椅子想叫醒你，你都没反应！"下课钟响后，生物小天才用食指敲敲女孩的肩膀。

　　生物小天才，是我们班一个短头发的女生，些许发丝已泛白，眼睛大大的，戴了一副简便但实用的眼镜。她有时候说话很直白，但因为本性良善吧，久而久之大家也喜欢她了。而我对她印象最深刻的是，她的生物考试居然可以考99.8分，全校没几个人能与之匹敌。

● ● ● ● ● ●

　　高中的时候，我很容易疲倦，常常不小心睡着。一般人上课打盹的状况是——先发现自己很疲倦，接着逐渐进入睡眠。但我没有那个渐进过程，我不知道自己什么时候失去意识的，等我发现这点，已经是睡醒之后。所以，我也无法用意志力、捏自己的脸颊之类的方式保持清醒，我的意识大概像没有关机键的手机，没有逐渐关闭的程序，而是直接拔除电池，搞得屏幕全黑。

记得有一次，国文老师要我们在课堂上写练习卷，不知怎的，我就在考卷上睡着了，还用一个很丑陋的姿势趴在桌上。快下课的时候老师才拍拍我的肩膀，示意我该起床了，但我连一题也没写。老师没有对我发脾气，不过她的温柔反而让我更愧疚。

其实，除了大家熟知的情绪低落、对爱好失去兴趣之外，容易疲倦、反应迟钝、嗜睡都是抑郁症的症状。有时候我会想，要是在教师培训的过程里，能教他们一些关于抑郁症的知识，是不是学生出现症状的时候，他们就能提早察觉？我的老师还算好的，没有责备我。但如果是不了解抑郁症的老师，以为学生上课睡觉是不尊重她而责骂学生，那么患者只会受到更多伤害，陷入更深的自责当中。

高二的时候，历史课改由一位硕士毕业的实习男老师讲授，他高高壮壮，说话温文儒雅。因为女校的男老师很少，他一来就造成全班轰动，自然组的同学瞬间都变得好爱找老师问历史。不过，当时我正处在抑郁阶段，对什么都不感兴趣，荷尔蒙没有跟着起伏。但我仍会拿着考卷去找老师，毕竟文科是我少数能拿分数的课目了。

"老师，我想问这个填空题的答案是什么。"

"课本里有哦，我翻给你看！"老师手指着课本上一张彩色图片。

咣当！理智瞬间断裂。

课本翻开的一瞬间，我真想挖个地洞钻进去，我怎么会问这么没水平的问题？题目和课本上描述的句子一模一样，而且在非常明显的位置，我居然还不会写！但问题是，我是看到课本上的插图，才想起来我"曾经看过"那一页。我上课确实有专心听讲，回家后也复习了很多次。但我考试时，甚至检查考卷时，却完全想不起来那是什么。那个题目，那个空格里的答案，像是未曾谋面般陌生。

我的记忆被偷走了。怎么办？

我不知道自己怎么了，不断自责，觉得自己不够认真。但我明明舍弃所有的娱乐和睡眠，努力念书，却始终无法记住任何事。我已经山穷水尽了，不知道还能舍弃什么来提高学习效率，觉得自己好惨好惨，像路边衣衫不整、无家可归的流浪汉。记忆的流失速度，比吸收新信息快上好几倍，宛如迎面袭来的海啸，瞬间摧毁人类数十年辛苦建立的城市面貌。

如果，老师这时候在心里觉得我是个很不认真、很糟糕的学生，怎么办？

我就读的高中通常是各科老师共同出版一本讲义，内容包含知识重点及题目，也是主要的上课用书。而"课本"则太简单了，好几个课目的课本，大家可以在开学时自行决定是否购买，使用方式是回家自己读。

我去问数学或理化问题时，老师常常会告诉我："这个你要回家先看课本啊！课本有很详细的解说，应该满好懂的，看完回来解这题就很简单了！"

但我的状况是——我知道课本上面全部都是中文，每一个字我都看得懂，但是却无法把整句话组装起来，无法理解它在说什么。上课的情况也相同，我听得懂老师讲的每一句话，但就是难以理解每一句话组织起来想表达什么；或是好不容易理解了，稍一闪神，我就忘记刚刚发生了什么事。再怎么努力，记忆都只是短期记忆，无法顺利固化储存为长期记忆。

老师常常会认为，他要我读课本我都没读，不够认真。但我并非不努力，而是真的看不懂课本在说什么，并且就算看懂了也记不起来。但每次一辩解，情况只会更糟，老师开始认为我是个爱说谎的学生。毕竟，以 PR 值 97，没有使用任何加分条件考进明星高中的学生，说自己笨到看不懂课本上白话到了极点的文章，谁会相信？

我常在想，如果那时候，有人能知道我发生什么事，拉我一把就好了。

没有。

不可能。

在以升学比例为主的学校，老师、家长以及学生自己，都只看成绩。每个人压力都很大，大家有限的注意力都集中在学习成效上，没有人关心那些苦苦挣扎仍跟不上大家奔驰步伐的学生。

我当时真的不知道，抑郁症除了情绪低落及常有自杀念头外，嗜睡及认知功能下降也是其症状。正因为不了解抑郁症，加上患者有强烈自责的倾向，我把嗜睡、记忆力差、理解力差都解读成我本身基因设定的缺陷，抑或是我个人没有善尽督促自己成为品学兼优的学生的责任，并且深刻地相信"我一辈子都改善不了"。

即使后来情绪没有那么低迷，看似抑郁症已经缓解，但"自责感"却从高中一直跟着我到现在。到了这几年，在文献上阅读抑郁症的相关资料，我才了解自己这些失能的情形，其实是疾病造成的，它不会一辈子跟着我，后天的训练还是能逐渐改善症状的，方才放过自己。

笔记
提要

- 抑郁症的生理症状：容易疲倦、嗜睡、健忘、失眠、眼睛疲劳、晕眩、缺乏食欲、腹胀、出汗、肩颈酸痛、头痛、头晕、出汗、性欲降低。
- 抑郁症的精神症状：情绪低落、对原本爱好失去兴趣、有自杀念头、容易丧失信心、自责、有罪恶感、悲观地反复思考。

憂鬱症有時讓你的強，心情down到連你自己都嚇到，無精打采，對生命充滿無意義感……，這些我倒是第一次深刻體驗到，我不東道是青春到底有沒有用，只是現真的缺乏關愛（或是念日個不讓是誰了？），比較「真的會沒完沒了，徒增悲憫，精神醫生上次跟我說的話，我一直記得，也一直在想。她跟你說如高中讀北一女的情形，跟我很像，鄰居國中考上算一女中，去讀明星國中的同學反而沒考上，高中趕不上進度……無一不和我雷同。她說一下上天讓你受這些苦難

2011.1.2
　　高二，我开始接受心理治疗，第一次感觉到强烈的低潮，对生活中的所有事情失去兴趣，身体也变得懒懒散散的。

心理学教会我的事 1

正视自己的感觉

"读了你的故事，我觉得自己根本没什么资格悲伤，毕竟我没经历什么惨痛的创伤，只是自己找事情折磨自己而已。"有位读者写信给我如此说道。

"不，你感觉到悲伤就是悲伤，你感觉到痛苦就是痛苦，这不需要去跟别人比较。你感觉到的，就是真实的。"我赶紧回复她。

其实，这段话并非我独创，而是来自于人本主义心理学家 Carl Rogers 所强调的现象场（phenomenology）。它肯定内在知觉的重要性胜过外在真实的物理环境，人感受到什么就是什么，此外，每个人的现象场都是不同的。

这些年我最害怕的事情是听到别人告诉我："这件事又没多困难，你那么焦虑做什么？"或"跟某某人比，你已经很有成就了，干吗那么不知足？"更糟的还有"你根本就没有抑郁症吧？看你好好的啊！"

每当受人指责时，我不会意识到要辨别对方的批评是否理性、是否应全盘接受，我总相信错的一定是我，所以当我努力到了极限，却还是做不好的时候，便会不断责备自己，以至于产生痛苦、焦虑的感受。

否认痛苦的二次伤害

在学习心理学的过程中，我慢慢理解，尽管内心情绪翻腾如海啸，原来外人是看不出来的。只不过，即使那些负面情绪没有表现出来，但是那些焦虑到要把胃呕出来、痛苦到想掐死自己、抑郁到想随地躺在马路边假装自己是颗无关紧要的石头不在乎别人讪笑、自觉与垃圾无异的念头……

都是我每一天生活中切切实实发生过无数遍的感受。

每回我听到有人否认我的"痛苦感受"时，内心的疼痛便加剧到意识抽离身体一般，不晓得自己该如何"存在"于世上。因为那些让我之所以是我的"情绪"与"性格"被否认掉了——我的感受被别人认为是假的，以至于我不知道什么是真的，如果连自己的感受都不能相信，那我还能相信什么？若我的性格不被允许存在，而我又没有其他选择，那么，我是谁？我该怎么"存在"？我连悲伤的权利都没有，那么我存在的意义和资格仍成立吗？

换个角度看自己与他人

学习现象场这个概念，给了我相当大的慰藉，心理学让我取得客观角度，重新审视自己的处境。

一、肯定自我的感受

我开始知道，即使这件事对别人来说无关紧要，但只要你认为它对你是有压力、会产生痛苦的，那么那些感觉就是

"真实的"。在别人恶意批评你，或是对你的感受说出不负责任的评价时，你不需要再帮着其他人攻击自己，认定自己无病呻吟。唯有接纳自己真实的感受，才有办法拟定对策，改善问题。

二、了解他人的局限性

这年头很流行讲内心小剧场，我也这样比喻好了，在雪梨歌剧院外头散步的观众，不可能看看建筑物就了解内部表演有多么精彩，唯有身在场内、屏气凝神跟着演出者一起呼吸的观众，才能理解表演的跌宕起伏与价值。

抑郁症患者就如同一座雪梨歌剧院，其内心的情绪变化就是那些精彩的表演，唯一不同的是，这里多半只上演悲剧。而一般没有受过训练的普通人，就像是在歌剧院外头散步拍照的观光客，他们看着我们的脸，并不能感受我们的抑郁。只有那些跟患者真实相处过的人、学习过精神疾患知识的人，以及受过专业训练的心理师——他们曾经有"看过表演"的经验，或是曾利用门票——同理心，走进过我们的内心剧场，和我们一起体会那些情绪，才能理解我们为什么有这些感受与行为模式。

我以前会觉得非常感伤与寂寞，为什么别人都不懂我呢？我真的很痛苦啊，为什么大家都觉得我小题大做？我是真的很想死，为什么大家都觉得我在开玩笑？我每天都在苦苦挣扎，不是故意给旁人找碴啊，怎么大家都不相信我……

我很怕被别人说："你就是太矫情，抗压性这么差，要是我的话……"明明自己尽力了，却还是什么都做不好，好像自己真是达尔文的物竞天择说中需要被淘汰的瑕疵品，没有资格活着，坦然地接受自己将被"天择"掉的现实才是识时务者为俊杰。

但我现在会告诉自己，人有其局限性，没有经历过的事情很难同理。他不理解我身为一个抑郁症患者为什么会有这些想法与感受，并不是我真的太烂，而是他的问题——他没有能力理解我。

这一次相信自己

另外，Rogers 提出来一个很重要的观念：当经验与自认为的自我概念有落差时，人会产生焦虑感。个体为了解除焦虑的感受，会使用两个常见的防卫机转——扭曲认知与否认事实。

举个例子来解释好了，我虽然没有美到可以当网络红人，但依据朋友的说法，我也没有自己想的那么糟，只不过我太自卑，对外貌的自我概念是"我很丑"，所以每当有人说他／她觉得我不丑的时候（经验），我都会觉得"是假的"，就算他／她跟我说一百次我很美，我还是不会相信。这样的经验与自我概念的不一致，让我产生焦虑感，于是我只好扭曲知觉——告诉自己，别人赞美我，并不是因为我真的好；即使他们表现出十足诚恳，表示自己的称赞是出自内心的，我也会解读成"他们只是太善良，不忍心伤害我才这么说的"，或是"这不过是中华民族习以为常的客套而已"。

另外一个例子是，当某个压力事件的产生让我感到非常生气时（经验），我的家庭教育却告诉我生气是不对的，"不能生气"成为我的自我概念，于是经验又与自我概念相冲突，我又产生焦虑感了。所以，为了解除焦虑，我只好否认掉自己的感受——告诉自己，我没有生气。但是，即便在理智上说服自己没有生气，那种积压在心里的不愉快的感受还是存在，并没有被化解。这些情绪卡在心里没有解决，积累起来将会造成更大的个人困扰。

这也是为何某些人明明外在成就表现都还不错，却老是自觉很差，还为此痛苦不堪，那可能是其自我评价较低（自尊低落）的缘故。

对抑郁症患者来说也是这样，我们常会觉得自己不够好，即使被赞美、被肯定某些作为，还是会觉得"是假的"。若你是称赞的那方，发现患者有这种反应，不用太惊讶，试着去同理他们的焦虑，以及理解他们为什么这么思考；如果你是抑郁症患者，或是性格比较自卑的人，可以提醒自己，也许别人的赞美是真的赞美，别人的善意是真的善意，不一定另有所图。偶尔，相信别人一次，也给自己一次被称赞的机会。

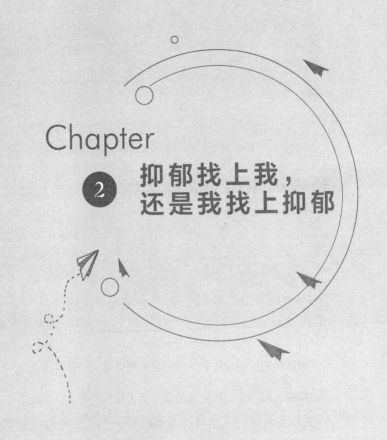

Chapter

2

抑郁找上我，
还是我找上抑郁

我不知道抑郁症是怎么产生的，

基因？创伤？或是命中注定？

我也不知道，抑郁症什么时候会好，

下个月？明年？还是一辈子都不会好？

教室内不可言说的秘密

校庆接近了，全校都紧锣密鼓地准备着，十一月的天气开始转凉，围墙外的树梢也悄悄换上土黄色的新衣。这天下午的班会，没有平时午后昏昏欲睡的氛围，孔小雨[①]站上讲台，手拿她画的服装设计图，正在跟全班大肆宣扬自己的游园会及校庆游行规划。当她解释完她的华丽企划时，刚刚在底下传阅的分工名条也正好传完交到她手上，她斜眼一睨，便恶狠狠地高声疾呼："我们班只有四十一个人对吧？（事

---

① 本篇提及人名均是化名。

实上是四十二人。）有一个人就是不愿意帮忙做事，她从今以后不算我们班的。"

那个没有勾选分工选项的人，是我。

我不是不愿意帮忙，而是根本不知道名条上写的那些工作选项内容到底是什么。

这阵子刚好是高中的语文竞赛，每个班级都要派出一个人接受训练。我们班没有人愿意参加，刚好我也想练口才，便自愿参加演讲比赛的培训。练习时间都是班会时段，因此我完全不了解她们以前讨论的进度。加上我是学校医护小天使的成员，早自习及中午时间多半要去保健中心值勤，连班上同学课余时间的讨论，我都听不到风声。更别说，我本来就是个相当安静、无存在感，又没什么朋友的独行侠，有如停留在灰暗墙面上褪去颜色的一抹蚊子血。

这天班会进行到一半，我的演讲训练才结束，一进教室就被传到那张分工名条，为了不干扰传阅的进度，便先将名条往下传，打算下课后再询问其他同学工作细节。但我还来不及等到下课，孔同学就在讲台上，站在全班人的面前，把我"驱逐出境"了。

不过，这不是她第一次欺负我，也不是最后一次。

我们班的座位是可以自己选择的，反正先抽签，抽完签，有人愿意跟你换就可以自由调动。所以最后都是好朋友们结成一群坐在一起，而全班也从讲台划开一条阴阳界，靠近阳台的是性格安静、认真念书、准备进台大或医科的学生；接近走廊那侧的，是个性较为活泼、平常讲话比较大声，也较贪玩的同学，而她们自称为"摇滚区"。

有一次班会，导师在讲台前忧心忡忡地说，他接到家长来电反映说，班上太过吵闹，还有同学很爱骂"三字经"。导师接着说："你们都快要升高三了，要收心准备学测[①]，班上尽量保持安静。还有，校训是'忠勤娴淑'呀，你们都是女生，留点口德好吗？不要没事又把脏话挂在嘴边。"

————————

① 学测是指台湾高中生考大学的一次学历测验，在每年一二月的时候。

导师训话完之后，由孔同学带领的"摇滚区"并没有收敛，表面上她们把音量降低，减少了说脏话的次数，但心里仍旧很不服气。每当我离开教室到走廊丢垃圾或洗手时，孔小雨与她的副手杨雪晴就会两边夹击我，如唱双簧般的对话——

"这怎么那么讨厌啦！"孔小雨说。

"嘘——你忘了不能说脏话喔！"杨雪晴说。

"对吼，不然有人会跟老师打小报告。"

"是啊，要说话端庄一点。"

几天之后，孔小雨就写了一张 A3 纸大小的"罪状书"给我，依稀记得开头写着："你爸妈养你十七年，难道不知道你是怎么样的人吗？……有种不爽我们，就直接来跟我们讲啊，还找爸妈打电话给导师，让他在班会上教训我们？他那样讲，有谁不知道是在说我们？我们的面子要往哪里放……（中间穿插许多侮辱跟谩骂，但我不记得了）这一封信是我一个人写的，你要算账的话，找我就好了！不要牵连

'摇滚区'。孔小雨（签名盖章）"

我当下不知道哪儿来的勇气，读完那封罪状书后，往她的桌面一丢："打电话给老师的人不是我爸妈，还有，做错事的是你们，不关我的事。"

但我话一说完，便冲到教室外面哭了，因为我的爸妈从来不会关心我的学校生活，每次请他们签联络簿，他们就拿印章叫我自己盖，请他们来家长会，老说没空。他们怎么可能打电话请导师给我一个好的读书环境？

更何况，这些事都不是我做的。为什么要责怪我？还有，孔小雨自己做错事为什么不检讨自己，要检讨我？

我心里乱成一团。那时候，班上的林雅茹走到我面前抱住我，拍拍我的背，一直说："没事的，没事的。"虽然她抚慰了我当下低落的情绪，但我们始终不是朋友。我之后有心事或困难，仍无法求助于她。

过没多久，我就后悔了，一个邪恶的想法浮现在脑海里：我不该负气把那张罪状书丢回去的，应该留下来，拿去法院告她，或许她就会被迫退学，或是考不上理想的医学院。

有一次，医护小天使的刘怡欣跟我说，我们班的许倩雯跑去他们班吃午餐，跟大家说我"心机很重，很贱"。我们学校一届就有八百多人，二十一个班，我跟刘怡欣的班级相距非常远。我与这位许倩雯并不熟，同班一年连招呼都没打过，而许倩雯的朋友，根本不认识我。我不知道我哪里得罪她了，让她这样四处散布关于我的谣言。

唯一的可能是，许倩雯是"摇滚区"的成员。

到了高二下学期，我开始接受咨询辅导，所以班会时间便会到辅导中心，太过难受的时候，会请假在家休息。

这时候，大家的升学压力逐渐加重，没有人愿意担任班级干部，而我请假那天，刚好在票选这学期的干部。隔天，回到学校上课，我发现自己成了资讯班长。我从小就是个3C白痴，比英文课更痛恨的就是资讯课，怎么会选我呢？我满脸狐疑地看着郭采琳，因为我们家住得近，放学会一起走路去捷运站搭车，我以为我们算朋友。

郭采琳说："因为孔小雨提名你，又没有其他人提名，所以你就当选了。"

"那你为什么不帮我？明明知道我不适合的。"我哽咽地说。

"我帮不了你……因为如果我帮你，她下次伤害的可能就是我。"

那是我第一次懂得，世态炎凉。

"全班，都是帮凶，都是加害者。我恨你们，全部！"我当下如此绝望。

因为霸凌事件，我被迫转至二类组（因为学校制度不能转班）。

这件事更加打击了我原本就敏感又悲观的性格，使我被诊断为抑郁症。那段日子我不断自我反省，找寻我被霸凌的原因。也许是我成绩太差？个性太糟？或者长得太丑？

到底我做错了什么，我不知道。但我深深相信，无风不起浪，如果我没犯错，她不可能无缘无故欺负我。而这样不断地反刍思考，也让我抑郁的情形益发严重。

多年以后，在心理系的课堂上，我才明白，沦为受害者并不是自己做错了什么，被霸凌只是因为施暴者"看上你"，想欺负你而已。因为你朋友少，没有反抗的能力；因为你自卑脆弱，对你施暴容易获得成就感。而班上一半的拥护者，以及另一半沉默的目击者，亦彰显了施暴者的社交能耐与同学的支持度，一再让被霸凌者终致失控溃堤。

而且那当下，我并不知道自己"正在被霸凌"。我只晓得，自己跟同学处不好，没有朋友，课业有问题无法求助，中午没人陪我吃饭，孔小雨处处为难我，我很难受，仅此而已。

我以为所谓的霸凌，是被关到厕所，或是被拿棍棒打到鼻青脸肿之类的肢体暴力才算。毕竟，她们只是散播谣言、叫大家不要跟我当朋友（这就是关系霸凌）或是写毁谤信而已。

无法帮自己贴上"被欺负"的标签，使我内心更难受。因为我不知道事情为什么会变成这样？我无法正大光明地跟老师或家长说："我被霸凌了，请关心我，救救我。"我不知道自己正在被欺负，我不知道这不是我的错，只晓得心像被刀剐了千百回。

那时候父亲被派驻在外岛工作，一整年都没有回家。我跟母亲说，我很痛苦，不想去学校。她没有意识到我可能被霸凌了，只当是我学业压力太大，叫我不要对成绩患得患失。

然而我一想到要上学，就觉得好痛苦。有几次在从捷运中央公园站走到学校的路途上，经过中华四路的时候，我会暂时失去意识，呆立在车阵中央，等恢复意识时，好几辆车从我身边擦肩而过。不过我不在意，如果被撞死了，也不错。

对于我被霸凌的事件，导师是看在眼里的，但他没有做任何处置，当时他自己正在接受抑郁症治疗，所以无心顾及我吧。其他老师也被升学压力压得喘不过气，在班级与办公室之间、考卷与作业之间奔波。在升学至上的高压环境里，没有人轻松，谁都是弱者。或许，我们都是体制的受害者。

然而弱者中的弱者，不正是身处其中，连为自己发声都无法做到的孩子吗？当人们用自以为是的评价去否决孩子的呼救时，久了，他们就放弃挣扎、放弃自己了。

事情还没有结束。

原本我以为上了大学，到一个没有人认识我的地方，一切重新开始，就可以交到新的朋友，替自己塑造一个新的个性去生活。

但是，当我升上大二，担任校友会干部，在浏览新生名单时，我竟然看到了那个令我惧怕的名字——孔小雨。她大学重考进了台师大，成为我的"学妹"。

我焦虑难安，生怕她又开始怂恿大学的同学排挤我。那时校友会一个女生告诉我："别怕，高中她能欺负你，是因为大家还没有机会认识你，就先被她洗脑了。现在，她不能欺负你！"

因为太过惶恐，我寻求心理师的协助，她告诉我："你不能去伤害她，否则你也成为霸凌者。但你没必要原谅她，你有讨厌她的权利！"听到这句话，才让我放下心里的重担。

一直以来，我总觉得"恨人是不对的"，她明明伤害我，我却不能恨她，这让我备受煎熬。现在我才知道，我有恨她的权利。我不会主动对她发起攻击，但我没必要强迫自己很有度量地原谅她。

我还是很感谢认真教过我的高中老师，给过我关怀的同学，更希望大家能了解，并不是在一群会读书的聪明学生汇聚的地方，就不存在霸凌的阴影。若你正身处其中，请给自己多一点勇气，勇敢求救。

笔记提要

· 看见霸凌事件时，不要沉默，寻找合适对象求助。
· 受害者不需要自责。
· 旁观者即便没有任何行动，都会助长霸凌事件的严重性。
· 霸凌事件中的施暴者，通常具备高度社交手腕以及同理心，能够让他人听命于他，并且知道如何凌虐受害者，使其达到最痛苦的状态。
· 霸凌事件的发生率，比我们想象的还高。

到底什么是霸凌?

要被称为"霸凌",需要符合下列三个条件:

1.有伤害他人的意图。

2.重复发生(不止一次)。

3.双方的权力不对等。

校园霸凌的类别:

主要可以分成六大类,分别是关系霸凌、言语霸凌、肢体霸凌、性霸凌、反击型霸凌、网络霸凌。

想对受到霸凌的学生说:

1.并不是没有身体上的伤害,就不算霸凌;排挤、传谣言等关系或言语霸凌,更容易造成孩子的心理阴影。

2.如果你被欺负了,千万"不要自责"。霸凌者欺负你,并不代表你犯错了,只是他觉得欺负你的成功率比较高。

3.也许父母或老师出于某些原因,没有注意到你的委屈,但你绝对不要因此放弃求救。

想对旁观者说:

旁观者的存在,是霸凌事件得以发生的重要因素。因为群众不论是加入霸凌,助长霸凌者,还是默默观看,都可能使霸凌者获得更多权力,更确信自己是在做对的事,使得霸凌的问题更严重。如果你是一个霸凌事件的旁观者,请不要沉默以待,若担忧自身安危而无法帮助受害者,请求助于家长或老师。

我没有资格在这里

为了帮助你理解后面的故事，我需要让你知道我是怎样的人。虽然我是个无名小卒，但每个抑郁症患者都是独特的。尽管我们因疾病而有些共同特质，却会受到先天性格、生命经验、基因、家庭教育……各种因素影响而有所差异，所以需要你稍微阅读一下我的成长故事，来还原事件发生的情景。并且提醒你，虽然我已尽量查询相关研究文献再去比对自己的生命历程，力求此书主观故事与客观信息并重，但仍切记勿"过度类推"至自身或亲友身上，若真需要协助，请找寻合适的心理师。

努力地伪装自己，要快乐，在大家面前表现的正常。但我快崩溃了，我不想面对我自己，却无路可退，我找不到容身之地。以前我好烦恼我没有朋友，心中有苦不知向谁说。现在有朋友了，我害怕打扰到别人，害怕对了不理解我的感受，于是我成了倾听者，我的苦依旧只能深埋心底。害怕别人觉得我不喜，我不用功，我太幼稚，我不美……总觉得有二十双眼睛瞪着我。没有人记得帮我庆祝诞辰给物，没有人记得我生日。什么"天降大任于斯人也，必先苦其心志……"，扯谎，为什么我只能用这个来骗自己活下去？

「秘密」看一次，我连悲伤、直情的横为也没有，行得不照它的去做，就会被诅咒。

2011.12.5
　　高二，我发现自己很抑郁，却不敢表现出来，怕别人会因此更讨厌我。而且当时，大肆倡导正向思考及吸引力法则的《秘密》红极一时，仿佛只要谁有一点悲观的念头就是罪该万死；若是与悲观的人接近，就会吸引更多厄运。这让我感到更加孤独，背负着更庞大的罪恶感。

● ● ● ● ● ●

首先，我要告诉你一个大秘密，一个掩藏在我心底好几年的秘密。

其实，我没有资格念大学。考大学时，我只有在参加学测时，拿了六十七级分。

很不错的成绩，对吧？

但，那成绩不是我的。

不，不是那样的。我知道你现在在猜想什么。

我没有作弊，我考上的大学也不是塞钱就可以走后门进去的。

"那……你到底在说什么？"你一定想问。

我高中因为抑郁重症，记忆力及理解力都很差。阅读中文书写的课本时，即使每个词汇都看得懂，就是无法把整句话连贯起来，也无法整理出段落的重点。在英语学习上，常觉得字母像一块块的乐高积木，只能用形状勉强去记忆它的样子，无法背诵与应用。学习一直跟不上进度，暑假都在补考名单里。高三的时候几乎放弃学业，上课不听讲，回家也不复习。反正，这些都是徒劳无功。

为了消磨用不尽的时间，我开始到图书馆看闲书，字再多的小说也都能囫囵吞枣地读完。但是在这之前，我一年的图书阅读量绝对不会超过一本，而且这书还是图比字多的童话故事书。

当同学在课上抄物理解题时，我在看《风之影》；当同学在检查英文小考时，我在吃零食。有时候，上学这件事实在让我压力太大，我便会央求母亲帮我传简讯给老师请病假。然后我会待在家里睡回笼觉，醒来后再把《龙纹身的女孩》三部曲看完。

也许你会问，我对课本有阅读与理解上的困难[①]，那为

———————————

① 并非在阅读文章的经验上有阅读与理解的障碍就能称作"阅读障碍"，阅读障碍在临床上有严谨的定义，需要透过专业的医疗人员进行衡鉴，才能下诊断。

什么看小说时没有？这个问题我也很好奇。我猜想是因为课本较多是"精华"式的重点，还有很多陌生的"新名词"，需要耗费较多认知资源去处理，而处于抑郁状态的我，大脑无法负荷如此庞大的信息量，但小说的信息量相较少一点。另外是，课本有必须读懂、背起来的压力，但小说读完忘记就算了，也没人会因此对我生气。而实际上，当时读的小说内容我确实没记得多少。

你可能会说，我母亲对我太好了吧？居然放纵我逃学。但事实是，她受不了我三番两次吵着休学，便妥协我"撑过去"就好，不管成绩总是垫底，不管人缘多差，反正拿到毕业证书就好。当时我非常失落，她居然看重文凭远远大于我的快乐与健康？！

病情稍微好转的时候，我会把历史和国文课本拿出来读一下，虽然仍是浪费时间的行为，因为我看过就忘了，很难形成记忆，但还是会稍微"尽一下学生的本分"，毕竟那是我少数能理解的东西。

当然，我也有过认真求学的年代。

高一时，写题有问题，我就会找班上较友好的同学求救，但她们通常教我几次后便放弃了，因为她们无法理解，为什么我总是学不会。为了不再浪费别人的时间，以免又产生愧疚感，我开始不求甚解。

模拟考的时候，我的成绩都在四十、五十级分左右浮动，让我深感恐惧的英文还只有九级分（满分十五级）。但你知道吗，我正式考试那次，拿到十四级分。

你想问我怎么办到的，对吗？事实上，我也不知道。我没有决胜锦囊，高分的密技是——猜来的。

那年英文作文题目是写一封信，我当然不知道从何下笔，突然灵机一动，翻到前面的选择题，把能用的单词、转折语、看过的句型结构，统统抄下来，拼拼凑凑写成一篇英文信。反正，题目给的单词不可能拼错，文法也一定是对的。多少可以拿个基本分吧？而选择题的部分，不只是英文科，每一科都是凭直觉猜测，没有运用什么删除法之类的技巧。浏览过题目，脑袋中浮现哪个选项，我就写下去，ACEDB，BEDCD 地写着。甚至，我连题目在问什么都不知道。

阅读障碍是什么？

阅读障碍（dyslexia）是学习障碍的一种，这个概念在1896年由英格兰的 Pringle Morgan 博士提出，指个人的阅读表现不佳，未达智力或生理年龄应有的水平。但阅读障碍需要透过诊断与鉴定才能确认，并非阅读不顺畅就是阅读障碍。普遍来说，阅读障碍具备下列四项要素：①有神经心理症状；②有知觉、认知和语言上的问题；③问题会持续出现于青少年期与成人期；④给生活各领域造成困难。

其中阅读包涵"认字"与"阅读理解"，若读者缺乏流畅的认字能力，也会导致他们无法集中心力去探究文本的意义，进而难以理解内容。

阅读障碍为多元成因，其成因大致可分环境与个人因素。在诊断阅读障碍时需收集患者临床结果与在学校学习情形的资料，并在和患者父母、老师及个案会谈后，注意排除其他影响因素，例如：社会文化、教学方法、教育环境、视觉或听觉障碍……

　　阅读障碍仅是一个统称，有诸多不同的类型。

考完试隔天，班上同学都在传阅答案，大家心里都多少了解点自己的大概成绩。但我没办法，因为，当时的答案我都是依据直觉写下的，而且题目太多，真的想不起来当初猜了哪个选项。

也许，你会说我真的很幸运。

但这样的运气，要付出惨痛的代价。

"大概也就四十几级分吧？"我心想，反正也没差，我本来就没有念书，也不打算读大学。

连高中教材都无法理解，我要怎么读大学？我高中一个朋友都没有，到了大学要面临更多的人际互动需求，我如何克服？再者，依据我现在的病况，生活上根本接近失能，要怎么搬出去到外地照顾自己？

"不，不，我不要念大学。"想到这个就头疼，比孙悟空被紧箍咒折磨还疼。

在正式的个人成绩单发下来之前，高中会拿到一张有全班成绩的表格，老师从每一排发下去传阅，当时我坐在班上最后一排的位置，所以，我看不到别人的成绩，但每个人都看得到我的。

坐在我前面的那个女生，头发很长，很漂亮，堪称校花等级。她把成绩单递给我的时候，一脸哀伤，仿佛我背叛了她一样："你其实考得很好！跟我不一样。"她念书还算认真，但成绩总是上不来，以前她大概觉得我们是同一群人吧？班上少数成绩特别烂的那群，总会对彼此产生些许归属感。她偷看完我的成绩后，认为我之前根本是刻意装出成绩很差的样子。

我领到成绩单一看，着实吓了一大跳，根本不敢相信那是我的名字。毕竟，答案都是猜的却拿到这个成绩，概率很低。我把成绩单塞进抽屉里，过了好几天都不敢去看，生怕过几日就会收到大考中心的通知信，说我的成绩是跟另一个人的搞错了。

不过时间一天一天地过去，大考中心并没有寄更正信给我，反倒是班主任来了："我不是说，学测要申请的人，要来找我讨论重点跟备审数据^①吗？你怎么没来？"

"也许……我可以考指考^②？"我嘀咕着。

至少可以不用准备备审数据，我对着空白三年的高中生活无力叹息——成绩很差、没有什么课外活动，甚至没有任何照片可供点缀。每写一次备审资料，就提醒一次自己是如何没有价值。何况，我真的不知道怎么在面试的时候跟教授解释，我的高中成绩这么烂，学测是如何拿到这个成绩的？为何我就读南部第一志愿的高中，却什么课外活动都没有参加（至少我觉得没有能够拿出来说嘴的事情）。

跟教授说你有抑郁症不就好了？

不，这件事没那么好说出口。毕竟，我不知道他是否会因为我有病，所以觉得我不够优秀，没有资格念大学；毕竟，

---

① 台湾地区大学推荐甄选入学，校系要求推荐条件之一，条列于推荐甄选入学招生简章之中。没有备审资料即不合推荐条件，资料质量则为审查评分的根据。

② 指考（指定科目考试）是台湾高中生的第二次能力测验，在七月实施测，依照分数的高低来决定考生读什么学校。

名额有限，他们要选最好的学生，但我不是，我是病到脑袋跟人格都坏掉的废物而已，应该去精神病院，而不是大学；毕竟，社会大众不是老爱说"把精神病患关起来，世界就安全了"吗？小时候的我，因为对精神疾患不了解，也是这样误解与恐慌。直到有一天，我变成大家恐惧的精神病患，才发现，其实"我们"并不像大家想的那么可怕。就像人们可能很怕蛇会咬你，但事实上，几乎看不到也听不到的蛇可能更怕人类。

"以你的程度能考到这个成绩已经是奇迹了，好吗？我在班上说，我们学校的学生很优秀，学测不好显现实力，要大家耐住性子拼指考，会得到更好的学校。那些，不是在跟你说。不要再奢求更好的学校了，奇迹不会发生第二次，拿你学测的成绩去申请大学，至少可以到不错的学校。想一下，过几天来找我讨论你要申请哪所大学。"班主任的关心包藏在冷峻的语气之下。

原来，我背了三年的高中书包，仍旧不是这个学校的一员。

因为，我不够优秀，我是我们学校的耻辱。

而且，当时我始终说不出口，我恐惧的到底是什么，为什么做备审数据、面试对我来说这么困难。那时候大众对精神疾患的了解更少，接受度更低，我深信若说出来，并不会获得关怀或接纳。他人只会把我当成怪兽，躲得远远的，甚至如中世纪猎杀女巫般，要我消失。

后来，我顺利申请了学校，但没有上喜欢的科系。大学头两年，我因为学习障碍、人际相处的困境及对人生的迷惘无助等，而感到相当痛苦。而且，因为学测侥幸获得好成绩，让我一直觉得自己没有资格念大学。人际交往上的技能（Social Skills）不足，也让我在与同学相处时吃尽了苦头。当成绩不好时，我就会直觉认定"因为我根本没有资格在这里（冒牌者现象）"；当有个不错的计划可以参加时，我会想，"我不够好，没有资格竞争"。

关于我的高中记忆，由于太痛，所以所剩无几。每当大

学同学在缅怀高中的青春时光时，我因为实在无法产生共

鸣，以致搭不上话。或是曾有大学同学一脸兴奋地跑来认

亲："听说你是○○高中的？我也是！"我一点都不想承认，

这弄得我不知所措，涨红了脸。至今我仍为此事深感抱歉，

却不知该如何跟她解释。

　　那些过去，我只想切割，只想遗忘。

　　我会说，那是空白的三年。

　　我把读心理系当成治疗抑郁症的疗程，可是，毕业了要

开始找工作，大学期间，我都在治病（以及学习如何调适），

没培养什么专业技能，我之后能做什么工作？光想到这些，

我又开始焦虑难受，头疼、胃痛。

　　"可不可以让我再念一个大学？"我屡次想恳求父母，

但说不出口。因为父亲年纪大了，需要退休休养，我得出社

会工作了。

　　这些年的大学生涯，我的生活以两倍速进行，四年要获

得七年该有的人生经历，把高中空白的部分都补足。

高中的时候，我没社团经验，不知道什么叫作朋友，未曾取得学业上的成就感，也没机会探索兴趣，也没有培养课外的专长。大学，我要把这些都补齐，所以，一直努力着。要认真有成绩，我参加很多活动、讲座，能认识人的机会就把握，看很多课外书；把计划表填得满满的，满到每天睡眠不足、没时间吃饭，永远在追赶进度。

看到校园里的强者，A同学日文很强，因为高中喜欢动漫而开始学习；B同学在营队大放异彩，因为他高中就开始参与舞蹈练习；C同学对事情总能有独到的见解，因为他高中就参与不少计划来探索自己。

我就会开始自卑。

"如果，我高中也能做这些事，现在会不会不只这样？也能成为优秀的人？"我仍时常这么问自己，要是没有遗失那三年，就好了。

认知能力因为抑郁症的关系，损伤不少；记忆力跟理解力很差，基本上高中上课的东西都没有留住，因此也对考试、读书产生严重的学习无助感（Learned Helplessness），这也是我大学始终不愿意（我不相信自己有能力）去补习班打工或当家教，而选择餐饮业工读的原因。

我对学习这件事是恐惧的。

大学课堂上使用的原文书与期末考试的英文试卷，我费了好大一番工夫才能勉强适应。现在，面对学霸或是英文、数学很强的同学，我仍旧羡慕，甚至害怕，觉得跟他们是不同世界的人。

要是，高中没有被霸凌，就好了。

要是，高中没有抑郁症，就好了。

要是，高中能找到朋友，就好了。

仿佛，抑郁症跟霸凌，都是我自己的错。

要是那时候，我有能力保护好自己，就好了。

"冒牌者现象"是什么？

　　"冒牌者现象（Imposter Phenomenon）"并不是一种病，而是一种人格特质，最早由临床心理学家保琳（Pauline R. Clance）和苏珊娜（Suzanne A. Imes）于1978年提出，指一些具有高成就的人无法将这些成就表现及赞美内化成自己的特质，并相信自己其实"不够好""是冒牌货"，还经常担心会被别人发现"真相"。就算他们具有足够的客观证据能证明自己的实力，却还深信自己"不配"拥有成功，而将这些成功的结果归因于运气好、赶上时机，或者是主管要求比较松散的缘故。而且"冒牌者症候群"并不罕见，Facebook创办人扎克伯格（Sheryl Sandberg）便是其中一员。

若你发现自己有"冒牌者症候群"，可试试以下方法，帮助自己肯定自我：

1.认同你的专业与价值：你今天之所以是这个样子，并不是靠运气，而是靠你的聪明才智、努力工作、认真学习所积累的结果。

2.专注在你做得不错的事情上：做一个清单，列出自己成功的事迹、收到的赞美，当你开始自我怀疑的时候，就把这个清单拿出来复习一下。

3.了解没有人是完美的：你可以尝试追求完美，但要了解那是不可能的任务。就算你做错几件事，也不能否认之前的成就。

4.失败不代表完蛋了：失败为成功之母，透过小失败的历练，让你完成更艰巨的任务。试着想想看，再厉害的球队，总有输球的时候。

5.找个信任的人聊聊：当你不断自我怀疑的时候，可以找个信任的人问问他对你的看法。

6.别因害怕而退缩：就算大脑不断产生自我怀疑的声音，还是要往目标继续前进。

7.寻求专业协助：如果"冒牌者现象"产生的焦虑、抑郁感受强烈到让你难以调适，请找专业的心理师协助。

察言观色是我发展迟缓的能力

这次我要正式跟你介绍我自己了。

今年二十三岁，性别女，异性恋，身高一米六七……

开玩笑的，你不会想要条列式地看完我的人生，尤其是个普通妹子的生平。

那么，为了让你更了解一个活生生的抑郁症个案，请容许我再说几个故事。

· · · · · ·

我是独生女，不只在我的家庭里孤独一人，在整个家族中，也犹如太平洋上被世人遗忘的孤岛。一直没有表兄弟姊妹，第一个表妹在我初中才出生，而堂哥、堂妹们和我都不亲，仅过年吃饭时打招呼，平常不会联络。

跟父母的关系这几年虽然改善不少，但以前非常疏远。父亲是很权威式的教养，虽然不会拿藤条抽我，或是非常独裁地替我做决定，但我每一回想跟他分享事情，话还没说到一半，他就会打断我，开始论述他的想法，表示他才是对的，我的意见不重要。所以，久而久之，我不再跟他聊天，遇到挫折的时候，也是往心里吞，不敢告诉他。

反正，父亲不会听。

至于我的母亲，她是个极端乐观、无物质欲望、相当保守的人。我说，成绩很差，考不上好大学，她回我，有大学念就好了！我说，我不想上学，好痛苦，她说，上学本来就很痛苦，你撑过去就好了嘛！我说，我没有朋友，好难受，她说，没有朋友又不会死，我也没有啊，还不是过得好好的？

母亲无法理解我，我也不能跟她诉苦。

　　总之，我觉得父母像是跟我同住在一个屋檐下的房客，我们起床、出门的时间都不同，也从来不一起吃饭。他们只是让我衣食无缺的善心人士而已。

　　我的社交能力不太好，小学的时候很公主病，喜欢乱发脾气，所以没什么朋友。记得小学有一次，班上有个女生开生日派对，几乎全班都去了，我最好的朋友也在受邀名单中，我却在隔天上学才知道这件事，这让我相当受挫。

　　爸妈工作很忙，经常早出晚归。放学之后，我都是一个人玩游戏。我把一副扑克牌发四份，自己和自己玩，玩了好几轮后，再把牌打乱，一张一张照顺序和花色排好。就这样打发掉整个童年时光。

　　到了初中，因为搬家而转换学区，害怕自己的坏脾气又让我交不到朋友，我转而变成安静害羞的状态，每一个动作跟表情都要小心翼翼，生怕又让别人讨厌。

　　我很少有机会跟其他小朋友玩耍，学习什么才是正确的社交技能。我听不懂笑话，常常因为太过严肃的回复，而让大家失去兴致。或是，经常说错话，惹别人生气。那些同学，不是你的兄弟姊妹，没有切不断的血缘，你一犯错，他们就跟你绝交了。

最惨的一次是初二的时候，数学老师教完一个概念，要我们自己再看一遍加以理解，满头大汗的她在旁边休息扇风。我说了一句很直白的话："吼，老师在偷懒！"老师气得大骂："我教你们这么累，什么叫作我在偷懒？"说完便转头走回办公室了。其实，我并不是真的觉得老师在偷懒，只是试图做个幽默的表现，不过，很显然，我并不知道什么是真正的幽默。我当下很惶恐、很自责，却不知道该怎么道歉。

察言观色一直是我发展迟缓的能力。

我从小就挺自卑的，走路都不敢抬头，生怕别人看到我会吓到。可能是小时候家人很喜欢拿我跟堂妹比，她是气质出众的钢琴公主，有漂亮的脸蛋、纤细的身材，还有温柔的个性。我跟她完全相反，很难相处、动作粗鲁、脾气火爆，在她旁边我就觉得自己是个丑女。我很讨厌家族聚餐，因为又要见到堂妹，这将再次打击到我仅剩的自尊。

　　外表和性格上的自卑也导致我不敢主动跟别人搭话，害怕被拒绝。另外，我先天近视很重（超过一千两百度），又有低血压跟严重的贫血，经常精神不济，看起来懒懒散散的。大概因此，我很不喜欢社交活动，更别说成为受欢迎——活泼、外向、有精神的女生。种种因素，才更加深了我抑郁的情形吧。

　　初三，有一次班上同学在传要去旗津游玩，游玩活动是通过一个邀约另一个才组织起来的那种，没有在班会时间公告，也没有传纸条下去让同学填写。这时候，也许你会说，去告诉他们自己也要参加不就得了？不，不，不。如果他们拒绝我呢？他们会不会觉得我很厚脸皮，都没人邀请我，我还要参加？或是觉得我很没眼力见儿，大家都讨厌我，难道我没有自觉吗？

　　后来，他们真的去班游了，在海边拍了张很有活力的合照。

　　没有我。

抑郁症最爱找上谁？

抑郁症是多元成因，像是长期处于压力过大的环境、心理创伤、人格特质（完美主义者、拘泥于规则者、在意他人评价者、不敢拒绝他人者、排定优先级困难者、无法顺利转换心情者……）、成长环境、家庭教育、社会文化、人际关系……诸多因素综合影响而致。

另外，面临重大事件，像是丧偶、婆媳问题、失业、搬家等，或由重大身体疾病引发，像是癌症、心肌梗死、糖尿病等，也会引发抑郁症。至于复原情形，也因人而异，例如：若你是工作压力大导致抑郁症，也许换个工作环境，接受药物治疗，再休养治疗一阵子，就能够康复了；但若是受到家暴、性侵、霸凌等重大心理创伤而引发的抑郁症，即有可能产生 PTSD（创伤后压力症候群），并且在原本的危险因子没有移除前，很难康复。

其实正常人跟精神疾病患者，并不是一刀两断的二分法。事实上，它们更像一段光谱，所有人散布在光谱的不同位置。当一个人的状态严重影响到正常生活，并且达到医学认定上生病的标准后，才算生病。

所以抑郁症患者和一般人之间，并非隔着一道无法翻越的墙，我们都一样，只是有着些微差异而已。更重要的是，抑郁症的判定，需要专业的医师与心理师透过洽谈、衡量鉴定等方式进行严谨的评估，且诊断时还得"排除"抑郁症状不是因服用药物、滥用物质或身体疾病造成的，亦无法用其他精神疾患作解释（例如思觉失调症），才能确定，请勿自行在家"诊断"。[1]

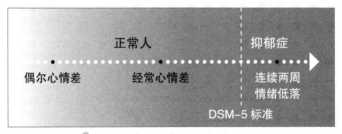

正常人　　　　　抑郁症

偶尔心情差　　经常心情差　　连续两周情绪低落

DSM-5 标准

▲抑郁症光谱[2]

---

[1] 可延伸阅读卫生福利部门出版的《认识抑郁、面对抑郁、摆脱抑郁：抑郁情绪障碍自助手册》。

[2] DSM-5 是指美国精神医学会出版的书籍《精神疾病诊断与统计手册》第五版。

我又再度陷入那痛苦的现思中。无法容入圍體中，自己用連突然's圈不遠處的牆，就像隔地雷那樣，我和很們很接近，何是一世界，互不干擾。我不喜歡，永遠都是一個人。

2008.11.11
　　初三的时候，因为不知道该如何察言观色、正确地进行人际互动，而无法融入同学之中，让我感到非常孤独与痛苦。

　　高中的时候，最怕体育课分组练习，我不知道体育老师的算术为何那么好，不论几个一组，我总是被剩下来，让我觉得自己好多余。没有人主动邀请我加入，我也不敢去问别人能不能让我跟她们一组，那堂课便躲在角落里自己练习。很多时候，我相当渴望老师能注意到我，帮我强制分到某一组里头。但他没有，他瞄了我一眼，就让我继续在角落里练习。

　　总之，在家庭中没有获得足够的亲情滋养，在学业上无法获得成就感，以及人际关系上的受挫，再加上生理的虚弱及先天高度敏感的性格，终致抑郁找上我。

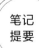

笔记提要

· 家庭环境、生命经历与人际孤独，都是影响抑郁症产生的变因之一。

· 有病识感是好的，但切勿自行诊断，务必找专业医生协助。

我得伪装

高三的时候，我真的很怕申请大学的面试。

"拜托，哪个高中生不怕啊，这有什么大不了的。"一定有很多人会这样说。

不过，事情没有你想的那么简单。

我一直觉得自己的成绩是被调包的，不是凭实力拿到的，认为自己没有资格读大学。但很矛盾的是，我又不愿接受自己文化程度差，去申请排序较后面的大学，毕竟我从初中到高中还是非常努力读过书的，虽然一点成效都没有，但总觉得努力该换得些什么吧。

准备备审资料真是苦不堪言，因为你要做两件事——介绍自己跟简介上的经历。翻译成更白话的语句是：一、把自己的皮剥开，将内心赤裸裸地摊出来给别人检视；二、推销自己，把鸡毛蒜皮的小事讲成丰功伟业。要让别人窥看你的内心，本来就需要勇气，还要有自信。另外，先别提华人社会推崇含蓄内敛、恭敬谦逊是美德的文化价值，要东方人自我吹捧本来就会有心理障碍了，更别说，我是个思想极度悲观、觉得自己一无是处的抑郁症患者。这些障碍在一般人面前可能仅仅如同栅栏，对我来说却是一座永远无法越过的巨大山头。

高三的时候每个同学都可以申请模拟面试，老师都会提醒学生"要有自信、要开朗活泼"，这话也许是善意的提醒，但对我而言却是种伤害，我就是自卑，就是悲观，就是内向害羞，就是一事无成。我要伪装成另一个样子去面试吗？但那不是我，我不喜欢说谎，也没有能力说谎（那时候我很没想象力，也有点思想上的强迫症，无法说出非事实的陈述，也无法书写没发生过的事情，只要对记忆稍有怀疑，便无法倾吐而出）。

换另一个角度想，如果大学教授都只要"有自信、开朗活泼、外向"的学生，那么不符合这些资格的我，是不是不能念大学？我瞬间觉得，这世界很残酷，达尔文的"适者生存，不适者淘汰"又再次在我的脑海中重复播送，我是那个即将被淘汰的个体，这世界，没有我的容身之处。

另一个让我恐惧的点是，我经历过太多次，人们知道我有抑郁症后，仿佛我会将世纪瘟疫传染给他们似的，立刻鄙视我，与我保持距离。那时候，我不知道抑郁症是怎么产生的，基因？创伤？或是命中注定？我也不知道，抑郁症什么时候会好，下个月？明年？还是一辈子都不会好？显然，即便我还不了解这个住在我身体里的恶魔到底是什么东西，也已深刻感受到，抑郁症在大众的认知里，是个负面标签。那我怎么敢在面试的时候让教授知道我正在接受抑郁症治疗？

我得伪装。

　　我对着镜子努力练习微笑，背着那些一点都不像我的自我介绍，假装自己是个活泼开朗、外向的人。但每一次练习，我的情绪就会决堤，不断地哭泣："为什么？为什么我不能做我自己，真正的自己？——有时候会悲伤，需要被帮助、脆弱的那个我，必须像活在下水道里的老鼠，永不见天日？"

　　面试的教室很大，三个教授并排而坐，坐在离我有三四米远的对面，中间的两张桌子隔出权力不同的两个世界。他们手上拿着我勉强赶出来的备审资料，点头微笑，请我先进行十分钟的自我介绍。

　　坐在最中间的是系主任，一个身形圆润、脸上挂着和蔼笑容的女士，但她的问题却伤透我的心，即使两年之后与她谈及这件事，知道了她并不是刻意刁难我，我心中还是留下一道疤痕。

　　她说："闵筑，你来自很好的高中，学测成绩也不错，但你的在校成绩不是很好。能解释一下吗？"

　　我，答不上来。

绝对不能说我有抑郁症，会马上出局！也不能说我学测是运气好，才有这个分数。千头万绪如数以万计的蚂蚁大军在我心里钻来钻去，让我十分焦虑难受，却又不敢说谎，那到底该怎么回答？

她又问："你为什么想读我们的科系？"

我承受不了指考的压力，又无法申请上理想的心理系，而想找个有机会录取的科系栖身罢了。但这种话，又怎么能在面试的时候说呢？而且，我还是不敢说谎。我答不上来。

不知道什么因素使然，即使我的面试表现很差，最后还是顺利进入这个科系。但在大学就读的这两年期间，我仍旧没有归属感。学习受挫时，"你没资格念大学，所以学不好"的念头会萦绕在我的脑海中，久久无法散去。

转学后的第一个暑假，也就是 2015 年，我到"中央大学"参加认知暑期学校（为期一周，讲授认知神经科学的科学营），午晚餐时间，各桌都会被分配到一位教授，陪我们讨论营期结束要报告的学术议题。好几个教授都是昔日同窗，晚上时会聚在同一个房间一起喝酒叙旧，是相当温馨的场面。那时候我和几个研究生一起去找教授们聊天，大家正热烈地讨论着未来想要研究的领域。

我反复思索了好几次，终于鼓起勇气询问其中一位咨询辅导领域的教授："老师，我想请教一个问题。如果，一个学生在大学申请面试的时候说，他想念心理系是因为自己有抑郁症，想透过学习心理学来拯救自己，您会录取他吗？（我的潜台词是：你不会因为她是神经病、不够优秀而放弃她吧？）"

"当然会录取啊！这是很好的动机。很多心理系的学生，都是带着自己的困扰，想要更了解自己，才会来读的啊！"教授说，"有抑郁症又怎么样，那有什么问题？还是可以念心理系啊！"老师仿佛不懂我为何有这种担忧，露出一抹和蔼的微笑，便继续喝他的啤酒了。

那瞬间，我心里多年的结才被解开：就算我不够乐观开朗，不够优秀，还是有资格念大学的。

至少，会有人愿意接纳有缺陷的我。

笔记
提要

- 对处于抑郁状态的人来说，自我揭露与自我营销是困难的。
- 即使抑郁症患者有时候需要接受药物及心理治疗，亦非社会所推崇的乐观、活泼、成绩优异的样子，也不代表他们是瑕疵品，没有生存的权利。

心理学教会我的事 2

笨是天生的吗？

只靠智力或整体智力概念，无法解释真实生活的智能表现。

——心理学家塞西（Stephen J. Ceci）

"智商到底是什么？"这是高中三年我不断逼问自己的问题。

升高中那年，雄中科学实验班第一届开办，其中一条报考条件就是"智力测验成绩必须在平均值的两个正标准差以上"，总之，我不符合报考资格要求。这件事，对当年梦想成为科学家，甚至还幻想可以进 NASA 的我而言，是莫大的打击。

进到高中之后，智商这件事也在不断地折磨我：是不是我太笨，所以很多事情做不好？

"为什么坐我右边的 T 同学上课玩手机，课本完全空白，没做笔记，没画重点，老师抽问却仍能对答如流？最后还拿到期中考全班第三名？而我上课专注，课前预习，勤做笔记，却还是没能理解老师刚刚讲了什么？"

"为什么每天都有七八张小考考卷要在下课时间完成，其他人都能顺利达成任务，只有我老是看不懂题目，最后要对着写不完的考卷哭泣？"

高中求学的日子里，类似的问题在不断地考验我，到底为什么我这么努力，却还是跟不上同学的进度？是不是我太笨？

努力不够，还得更努力一点

时间回溯到初中一年级，学校让我们做了智力测验。结果出来后，老师在讲台上告诉全班："我很感动，我们班前几名的同学，智商并没有特别突出，代表他们的成绩是努力出来的！"这段话看似鼓励，却是我高中生涯痛苦的根源。

因为智力测验成绩是个人隐私，老师不能随意公告，学生只能私下去找她查看自己的成绩。正常人应该落在一百分，而我只有九十分？意思是，我智能不足？听说隔壁优秀班的同学，最高分的有一百四十分？看到成绩的当下，我有些失落，但这样的不舒适感并没有维持太久，我跟自己说："没关系，我比别人更努力一点就好了！"

为了"更努力一点"，从初一开始，我每天回家后从晚上六点开始读书到凌晨两点，认真读课本、做笔记、写练习题，不看电视，也不玩电脑。为了争取更多读书时间，我假日不出门游玩，拒绝家族聚餐，甚至放弃毕业旅行。牺牲睡眠时间，放弃经营烹饪与裁缝的兴趣，放弃逛街踏青的机会，都是因为我自觉到"先天上比别人笨，所以要更努力"，做这些事情，我无怨无悔，只要学业表现能维持在前面就好。

后来，我初中曾经拿过全校第一名，也顺利从普通班考上明星高中。

但到了高中，"努力就能有所成果"的信仰彻底地崩塌。我已经没有休闲娱乐可以舍去、没有更多的睡眠可以牺牲、没有更多时间可以投注在读书上面了。原来，在一个全体成员都很努力的环境下，最后能一较高下的是"智商"，而我没有这个筹码，注定被贴上失败者的标签，丢进垃圾桶里。

其实，我初三的时候就稍微意识到这件事了，数学跟理化的知识点常常不能"顺畅理解"，虽然心中稍有惶恐，但我仍旧告诉自己："没关系，题目多做几次就好，不懂多问同学几次就好了！"但现在回想起来，我并没有真正理解那些知识点，只是每个单元都写了超过三本参考书加上两本测验卷，各种题型几乎是"背下来了"。当时还沾沾自喜地告诉自己："没错，努力是有用的，我笨没关系，我愿意吃苦，愿意努力！"

可现实并不是这样！

"我就是笨，所以怎么努力都没办法及格，所以再怎么付出都没办法逃离倒数几名的命运。"高中的时候，为了挽救常在及格线苦苦挣扎的月考成绩，我找了很多课外读物来看，包括图文并茂的科普书、东大生的笔记术、时间管理方法、提升做事效率、提高睡眠质量……各种书籍都一一翻阅。

但什么都没改变，我还是一样无法理解老师在说什么，回家作业不曾准时完成，就连音乐、信息等艺能科的课程也让我倍感压力。

高中的时候，我常哭着问自己："你什么都牺牲了，再也没有东西可以拿去交换成绩了，这样一无是处的你，未来该怎么活下去？"

智商到底是什么

我开始思考：智商（Intelligence quotient，简称 IQ）到底是什么？

当年测验报告书上写的"正常人的一百分"，及我"低于平均值的九十分"，代表的是什么意义？这些数字之间的差距，究竟表示了"多大程度"的差异？

这份智力测验是谁定的？为什么他说的话、他定的标准就是绝对正确的？

智力成绩到底是什么？智力是一个由科学家"推测出来的概念"，还是真的大脑里有一群细胞主管智商，可以由机器测量出来？

智力高代表什么？聪明程度吗？考试成绩很好？煮饭很好吃？篮球打得很好？很会做生意？所谓的"聪明"又是什么？

智商高低到底能预测什么？能否考上好大学？能否找到挚友？工作是否顺利？婚姻是否幸福美满？

智力是生下来就被确定、终生没有机会再变动的东西吗？

我有好多疑问在心头打转。

　　找寻"智力"究竟是什么，想确认自己会不会因为智商比常人低，而一辈子失败，也成为我努力考上心理系的动机之一。因为，这个问题一天没有答案，我就一天不能解脱。

　　智力的定义源自不同的理论观点。也就是说，智力是由心理学家透过测验、实验、统计等各种方法，推论出的"某个概念"，而这个概念应该能"有效代表聪明程度"。但是，聪明的定义，在不同心理学家眼中，却有不同解释。

　　举个例子来说，斯皮尔曼（Charles Spearman）[1]认为"每个人都有高低不等的一般智力因素，称为 g"，g 因素的高低会使人表现出聪慧或愚笨，并且是决定智力测验表现的主要因素。

　　然而，霍华德·加德纳（Howard Gardner）[2]却提出多元智力论（Gardner's theory of multiple intelligences），主张

---

① 英国理论和实验心理学家。

② 美国教育心理学家，被誉为"多元智力理论"之父。

人有七种彼此独立的智力：语言、音乐、逻辑／数学、空间、身体／动作、内省及人际智力，他认为智力是"在特定文化环境或社群中，解决问题或创造成果的能力"，每个人都拥有所有的智力，但智力组合的不同，让每个人呈现出不同的样貌。

观察你身边的朋友，是不是有那种超会应付各种考试，却老是搞不清洗衣机怎么用的人？依据加德纳的说法，智力其实有很多方面，每个人的特质（智力组合）不同，所以专长跟短处也不同，不能用单一标准去评断所有人。另外，只要找到自己的天赋，就有机会有所成就。但是学校的教育偏重语言与数学等学科，忽略了其他种类的智能，这些无须考试或没被强调的智能，不代表不重要，只是擅长这些方面的人，需要花更多力气去探索自我、肯定自己。

了解加德纳的多元智力论后，我松了一口气：就算学习成绩差，也不代表我是个"废人"，我或许也有优于他人的部分，只是需要花一些时间去找出来，之后也会有机会发挥所长，从中获取成就感。

智商是会变动的

另外，心理学家塞西则在生物生态理论（Ceci's bioecological theory）中提出"多元认知潜能"，这些多元智能或智力具有生物基础，会限制心智历程。然而，它们也受到环境或脉络当中的挑战或机会塑造。

根据塞西提出的想法，意思是，智力高低确实会受到基因影响，有些人一出生就比较聪明，有些人比较驽钝，但不要因为这样就放弃自己，智能不是终身不变的！或许，我们无法成为像爱因斯坦那样智商极高的人，但我们至少可以透过努力而更接近理想中的自我。而那些智商超群的伟人，他们总有异于常人、改善社会的重大使命，但平凡的我们，也能找到属于自己的幸福。看完这个理论，我又松了一口气：虽然我确实天生智商比较低，学习的进度也比别人慢，但我仍旧会进步的，不要放弃自己！

　　另外，世界上第一份智力测验是由心理学家阿尔弗雷德·比奈（Alfred Binet）① 与 T. 西蒙（Theodore Simon）② 共同完成的，一开始他们只是接受法国教育局委托，希望能找出智能不足的学童，给予补强教育。他们基于"心智年龄会随年纪增长"而推论出"好的题目应该是，年幼的孩童答对的人数越少，年长的孩童答对的人数越多"，于是设计了一系列难度不等的题目给不同年龄层的人作答，依据通过的题数来判断谁比较聪明。

　　而智力商数（IQ）是由德国心理学家 W. 斯特恩所提出的，其最初的定义是心智年龄（MA）与生理年龄（CA）的比值，再乘以一百。但这样的计算方式会有个很大的问题：从幼童发展到成人阶段，智能是快速提升的，成年之后，智能的成长逐渐趋于平缓，但是，位于分母的生理年龄却

① 法国实验心理学家、智力测验的创始人。

② 精神病科医生，与比奈共同完成了世界上第一份智力测验表。

每年都在持续增加。换句话说，过了一定年纪后，位于分子的心智年龄不太有变化，但分母的生理年龄却不断攀升，这样不就越老越笨了吗？很不合理吧！所以，现代的智力测验是将个人分数与相似（年龄、文化背景、性别等背景相似）的人的分数做对照，已经不再根据上面的公式来计算智商，仅仅沿用 IQ 来表示。

智商不代表一切

心理学家经过长期的努力与修正，产出了现在最常用的魏氏智力量表与史比量表，两者都有不错的信度与效度。

这里，我简单介绍一下信度与效度是什么。

信度是指这份测验分数的可信赖程度，即测验内部一致性的程度，误差程度越小，代表信度越好。举个例子，假设你今天要量体重，体重机显示六十公斤，过了一小时再量，还是六十公斤，再过一小时又量一次，还是六十公斤，在你的体重本质上没有变化的前提下，体重机能每一次都显示出相同的数字，表示它有良好的"再测信度（test-retest reliability）"。换言之，若你每隔一个小时量一次，每次体重显示都不同，例如六十公斤、六十五公斤、五十五公斤，那么就表示这个体重机的误差太大，信度太差。而智力测验也是一样的，如果它的信度不高，每次测出来的智商都不同，又怎么能相信它的分数是有意义的？

所以说，有时候考试成绩不理想也不要太难过，别急着骂自己笨，这是因为这份考卷的信度可能不够好，所以无法真实反映你的实力。但若每一次都考差了，你就要稍微检讨一下是不是学习方法出问题或是太懈怠喽！

效度是指测验到底测到多少它想知道的特质。一样举个例子，如果今天你想要知道自己的"体重"，于是站到一台号称可以告诉你体重的机器上，但上面的数据却显示"一米六八"，它测到的是你的身高而不是体重，也就是说，它没有给你它声称的答案（体重），表示它效度不好。而智力测验也是一样，它可能编列了一堆题目，但若这些题目不能"有效预测"你的智力，那它就没有足够的效度。

　　换个例子来说，如果学校老师不小心出错月考范围，导致你成绩很差，不要太沮丧，因为你表现不佳是正常的，是这份测验的效度不好！假设它原本要检验的是学生学习"三角函数"的能力，却考了"概率与统计"，那怎么可能能测得"三角函数"学习成果的正确分数呢？

　　其实，从上面的解释可以得知：用来测量智商的测验，甚至定义智力的理论，都只是心理学家"推论"出来的而已，并不是"绝对正确"的东西。但即便如此，也不代表这些测验没有价值。这些理论与测验都是经过无数的实验修正而得到的"相对正确、可用"的结果，也确实改善了人类的社会制度与生活，但每一件事都有正反两面，有利益也会有损害。心理测验最初的目的是筛选出智能发展较差的孩童，给予额外协助，但同时这样的考试制度，却帮人们贴上了标签——谁比较聪明、谁比较笨，而这些标签会伤害到测验上看似不够聪明的人，从而否定他们的价值。

正如加德纳所言，人的智能有多种，而许多种类的智能是无法用现有的测验测量出来的，但这些东西——像是情绪智商（EQ）却会影响我们的人生成就。所以，智商低、学习成绩差，都不代表人生注定失败。了解这些以后，我们应该要去探索自己的天赋，并且加以努力，而不是执着在智商有多少分上面。

Chapter

3 **没有尽头的轮回**

我以为能承受被讨厌的冲击，

但我错了，那些攻击太过强烈，

我太高估自己了，

马上陷入难以调适的低潮。

压力闷烧的结果

　　学期进入尾声，期末考开始对女孩进行无情的轰炸，这学期她修了三十学分，除了给分硬得要命的西班牙文、报导文学还没开始读，舞台设计的 3D 建模也还没做，压力上升如烧水壶里沸腾的水般尖声狂叫，她拿起明天要考的欧洲文化史的砖头书往自己头上重重一砸，不知道如何是好。除此之外，还有厚厚一叠社团评鉴资料还没有做……

　　在宿舍夜深人静的时候，她拎起外套跟房卡往宿舍旁的夜市走去，买了三人份的盐酥鸡、北港珍珠豆花、蜜汁烧烤、火腿玉米蛋饼卷、大阪章鱼小丸子带回宿舍，一瞬间食物就占据了她全部的书桌。虽然她一点都不饿，但还是一口接一口把食物往嘴里塞，直到肠胃绞痛、开始作呕，而桌上还有三分之二的食物没有动过……

事实上，女孩可能罹患了神经性暴食症（Bulimia Nervosa），症状会被压力及负面情绪促发，患者会一直吃，直至饱到非常不舒服为止。"暴食"常是秘密进行，加上患者会用补偿行为（催吐、禁食、过度运动）来控制体重，BMI 值通常都在正常水平，故一般人是无法轻易从外观判断神经性暴食症患者的。

● ● ● ● ● ●

文中的女孩即是我大二生活的写照，当压力巨大到无法承受时，我便开始无法克制地"暴食"。每次出门迈向夜市、掏钱买宵夜的时候，我都知道自己快要穷困潦倒，并且肚子即将长出一团坐下就会弹出的气垫，但还是会进两步退一步地把食物买回来。明明了解自己的行为不妥当，但当下的无助感真的强烈到哭也不是，死也不是，只好拼了命狂吃。

虽然跟同学一起吃饭都点正常分量，而且一天到晚还嚷嚷着"我在减肥"，但每次想到若哪天有人问起"你怎么减了这么久都没瘦"，我一定会尴尬到想把自己埋进鸵鸟洞里。因为每次单独吃饭时我就会加饭、加面，半夜吃一大堆的宵夜，趁室友不在的空当狂吃零食，所以除了我之外，没有人知道我究竟吃了多少东西。不过我没有典型的暴食后催吐状况，反倒以大量的运动来消减变胖的焦虑感：参加篮球队、排球队、羽毛球队跟啦啦队，午休还去游泳，每天累到肌肉酸痛，全身瘫软。

我一直不知道自己怎么了，顶多是拥有一个很羞耻的秘密（表面上说减肥，实际上大吃大喝），直到接触到变态心理学才知道自己可能患了神经性暴食症。《精神疾病诊断与统计手册》第五版中指出其有两项特征：一、短时间内（例如两小时）吃下大量食物，且超过一般正常人的食量；二、吃完东西之后产生强烈且无法控制的想减重的欲望。神经性暴食症的表现为，"暴食"及"补偿行为"同时具备，且一周至少一次，维持三个月以上。

神经性暴食症通常首发于青少年晚期或成年初期，90%的案例为女性，女性之中盛行率约1%~2%。而我就如同研究中所指，在成年初期的大二时期第一次出现暴食的情况。

后来症状没那么频繁出现，我也就不去留意。直到大三那年因为被专题研究、实习活动及工读同时占据生活，无法控制的暴食症状才又出现，但由于压力源无法立即消除，我便请了一下午的假去身心科挂号。医生说："我只能开药帮助你减少食欲，但好好安排生活才是解决之道，你不要老是急着学东西，把行程排得这么满，最后受苦的还是你自己。"

不过我自己觉得减少食欲的药物没什么效果，因为想要吃东西，是为了转移注意力，把压力释放掉。虽然吃药之后变得感觉不到肚子饿，整个人懒懒散散的，但我还是习惯性地想把东西往嘴里塞。

体验到神经性暴食症对健康的冲击后，我开始检视自己

过往的生活 —— 贪小便宜想要缴同等的学杂费修到最多学分，有空闲时间就兼职赚钱。太过求好心切的性格，以及总是繁忙的生活步调，让我压力指数破表，健康也出现红字。是时候改变了，再怎么努力也不能把肉做的身体当成铁打的机器。

其实，我们都被"积极向上"的精神害惨了，以为少睡一点、做事有效率一点，抓取机会、承担责任，就能让自己成长快一点、钱赚多一点，却不小心把身体搞糟了。但事实上，真的老话一句："留得青山在，不怕没柴烧"，健康没了就什么事都做不了，休养反倒耗费更多时日。再想赚钱，也不要赚医药费。

此外，很多精神疾患的症状看起来"不那么心理"（个性乖戾、悲伤之类），而是反应在身体上，甚至是神经性暴食症这样的疾病，顶多让人觉得自己最近变得贪吃了，而不会联想到是"生病了"。曾经听闻朋友的亲戚出现胸闷、失眠、头痛等症状，看了心脏科、胸腔科、脑血管科、神经科都还查不出病因，最后才被建议转去身心科，从而诊断出抑郁症。

所以，有机会多了解一些精神疾患的病征及诱发原因（压力、遗传……），能帮助我们更了解精神病患，增加对它的掌控力，使我们在自己或家人生病时能够察觉，以便及时就医，并且借此好好安排生活，减少诱发疾病的因子。

笔记提要

· 暴食症患者会在短时间内吃下大量的食物，并且有催吐、过度运动等避免变胖的补偿行为。

· 暴食症患者不一定会 BMI 超标。

· 暴食症由压力与负向情绪触发(即抑郁症发生时，可能并发产生暴食症)。

· 了解心理疾病，提升病识感，能帮助我们察觉自己及朋友的身心状况。

被讨厌了，勇气帮不了我

刚开学，一大群大学生走在熙熙攘攘的师大夜市，前往聚餐的餐厅。

"你觉得闵筑这个人怎么样？"一个参加过很多系上活动的大三学姐小咪问。

"我觉得她人很好啊！"刚入学的大一学妹想都没想便脱口而出。

"那我奉劝你改掉这个印象。"小咪学姐态度强硬，咬牙切齿地说。

这段对话发生在我刚升大二的开学前一周。那时新生会提早一星期入住宿舍，系上以"家族制"将同届的三个人分成一家，学长、学姐为了要照顾学弟、学妹，开学前会有一次聚餐，解答新生的疑惑。那天晚上，跟我同班的好友戴戴一脸担忧地走进我的房间："刚刚'家'聚餐的时候，我听到小咪跟大一学妹讲你的坏话，你听了不要太难过！"

　　事情是这样的，这届新生在开学前就必须选好课，系学会及校友会都还来不及教他们怎么选课，加上我以前入学时也摸索选课系统良久，所以能深刻体会到他们可能产生的焦虑，而且我本身就是个有同理心的人，便想尽点"学姐的责任"来帮助新生。于是我透过Facebook先认识他们，并解答新生对选课及大学生活的疑惑。另外，我自己是从南部到台北念书的学生，入学时有系上住宿的学长、学姐带我们四处走走，认识校园周边，于是当我成了大二学姐时，也自愿地找同样住宿的同学，陪学弟、学妹们去逛师大夜市、温州街，跟他们说哪里可以买文具、菜市场在哪里。

这便是为什么学妹会觉得我人很好。

我做这些事，并不是期待得到感谢或是回报，只是习惯去帮助别人，害怕别人承受跟我一样的困扰而已。

也许小咪学姐可以讨厌我，但不应该去逼迫学弟、学妹一起讨厌我吧？应该让学弟、学妹自己来认识我，判断我这个人适不适合来往，不是吗？

我当时非常害怕。因为高中的时候，很多人并没有真正与我相处过，就听信谣言开始讨厌我，甚至帮忙欺负我。我很惶恐，好不容易才摆脱高中的生活圈来到大学，该不会又重蹈覆辙了吧？

小咪学姐会讨厌我，是因为筹备宿营的事。

我们的宿营是大三主办，大二帮忙，办给大一参加的迎新活动。

我读的系人很少，一届只有三十人左右，人力相当短缺，因此办活动非常辛苦。当时我很忙碌，大二双主修，又是校友会干部，假日还要打工，因此不想参加系上宿营

　　的筹备。但因为人力太短缺了，学长、学姐又常常来拜托，我很不会拒绝人，便还是参加美术组帮忙做道具。选这个部门的原因是，可以在开学前把东西处理完，不用像活动组、器材组那样还要忙东忙西。另外，学长、学姐们想提供更好的活动环境，便选了一个较远的地方，参加的工人费①比往年提高不少，又因为换场地，所以到活动开始前不久才公告实际的费用。

　　我自认为是被强迫参加的，本来盘算帮忙剪剪纸、做名牌就好，活动当天不参加，省时间又省钱，加上当时听闻同班的一位男生只事前帮忙工作，活动期不会参与，也不用交宿营费，我便以为这是可行的，打算效法之（但后来才知道，该名男同学在答应帮忙宿营时，便事先告知活

———————————

① 筹备宿营活动的工作人员也需要缴工人费，与参与活动的学弟学妹一同分担活动成本。因此，"工人们"通常是劳心劳力又伤钱包。担任工人通常是为了认识学弟学妹、联系同学间的情谊，与培养筹备活动的能力。

动当天不参加）。当时真的觉得，一千六百元实在太贵，加上我本来就是被迫参加的，自认为帮忙出力做道具已是仁至义尽，不想再花钱。便跟学长、学姐说，我当天不想参加，不想缴钱。

岂料，大三的宿营总组织者却告诉我："这次费用已经很高了，如果你不缴钱，你的那一千六百元得摊下去让所有人负担，那么大家的费用会更高。就算你不参加活动，还是要缴钱！"

我当时不敢置信，就算今年的活动还没开始筹备，不知道确切花费会提高多少，也应该能参考上一届的财务报表做估算，让参与者心里有个底吧？

正如买东西前都会先知道价格，再决定是否购买，那为什么得知费用后，学生发现花费超过自己的经济负担，却没有退出的权力？

我当时义愤填膺，觉得这件事不只是我个人的权益受损，而是整个体制有问题。于是我去请教系办助教，他说：

"确实没有法律可以强迫你缴钱，但你确定要这么做吗？可能会跟大家关系弄得很僵哦！"我当时打工累得半死，觉得每一分钱都很重要，真的没办法花钱参加一个没兴趣的活动。而且，我的正义感告诉我，当体制不合理时，应该去改变，而不是独善其身或忍受。

我以为自己能承受被讨厌的冲击，但我错了，那些攻击太过强烈，我太高估自己了，马上陷入难以调适的低潮。

某一天的必修课下课，大三宿营总组织者跟干部到我的教室堵我，一群人围住我的书桌，弄出很大的声响，我的木头桌子整个被掀了过去。

"你很硬气啊！以为自己很厉害嘛！"长发的篮球队学姐愤怒地说出这句话。

到现在，我对这个画面还心有余悸。

我很拽？我从来不知道这个名词跟自己有关联。我试图解释自己的所作所为，但都是徒劳，他们向外宣称，我是个差劲到了极点的人。

我的眼神在教室内搜索，旁边站着缩到角落的同班同学，每个都静默无语。那天之前，很多人告诉我，他们也不想参加宿营，他们也不想缴这笔钱，会支持我。但这天之后，所有人都乖乖缴钱了。我问他们为什么临阵倒戈？同学只说："抱歉，我不想惹事。"

背叛，原来是这种感觉。

我大概是个道德性比较强的人吧，秉持着这件事情不对，就该付诸行动的原则去抵抗，但没有人支持我，而且，我内心并不坚强，一被攻击就开始怀疑自己。

"据理力争"错了吗？我一直相信的价值观错了吗？我哭着问电话另一头的父亲。

父亲却回答："与人相处本来就是困难的事，就当是花钱消灾，以和为贵，这次你还是缴钱吧！"

但是，我不想要退让。为什么，为什么，每次大家都要我包容退让……那谁替我想过？

我的价值观体系，就像地震中的楼房那样轰然倒下，粉碎一地，从而丧失判断能力，对任何抉择都无法下决定。因为我不知道，什么是对的，该相信什么。那些从小学习的谚语，那些老师曾经教过的人生道理，那些父母曾再三嘱咐的事情，到底哪些是对的？哪些可以用？我真的不知道。

"怎么办？全世界都讨厌我，我该怎么活下去？"这样的想法不断盘踞在我脑海里，久久无法散去。

这些年，我还是一直检讨自己，在这件事中我到底做错了什么，该改进什么？哪些部分是别人需要负责的？

也许，我真的态度比较强硬，沟通技巧不好，这是我需要检讨跟继续学习的地方。当时学长、学姐们办活动压力也很大，我这个程咬金破坏他们的规划，他们会生气也情有可原。但即便如此，毁谤他人、翻桌谩骂都是情绪控管不佳的表现。

好长一段时间，我试图把自己变得很透明，仿佛不存在似的隐没在人群里。选择关闭感官，不去感受社会上发生的大小事，因为一旦发现，自己的个性就会驱使我做点什么去改善，但我不确定这次我会不会又搞砸，会不会又弄到自己伤痕累累。

后来，有个社团老师告诉我："你的影响力越大，喜欢你的人会越多，讨厌你的人也会越多。你不能被崇拜迷惑，也不能因为被讨厌而丧失信心。"

每当我害怕自己做的决定会被讨厌的时候，就会把社团老师告诉我的这段话朗读一遍，告诉自己"勇敢一点"，做自己觉得对的事，问心无愧就好。就像《麻醉风暴2》中杜总编把记者之笔传承给沈柔伊时说的那句话一样："只有坚持走对的路，别人才会看得起你。"

笔记
提要

- 不论谁对谁错，沟通技巧跟情绪控制的能力都很重要。
- 不论你做得多好，还是会有人讨厌你。
- 不要因为害怕受伤而放弃改变或者挑战权威，重要的是，要学会在心灵受伤之后自我修复。

2013.09.13 (五)
　　今天真的發生太多事，整天只能哭哭哭。張
閔鈞跟 ███████ 槓上了，被討厭了！被玉
個學長姊包夾罵篇，忍著什麼都不說，其
實很想哭。 ██████ 還跟學弟妹來說
好，對閔鈞的好印象最好改掉！天呀呵！她
又笨，拉呀拉，掌握一堆學弟妹，我該怎
麼辦事？

2013.9.13
　　大二刚开学，因为筹备宿营和学长、学姐发生冲突，原以为
自己可以承受被讨厌的情况，进而奋力抵抗自认为不合理的制度，
却在事后被讨厌及谣言传播的压力下，再次情绪溃堤与价值观崩
塌，我不知道该以什么标准处事、该怎么继续大学生活。

不如就这样消失

　　冷冽的天气搅和着夜晚的诡异，让人浑身不自在，使我更难以专注在课堂上。从教室的窗户走神出去，道路上车水马龙，仿佛可以听见车阵里喧嚣的声响。我心不在焉地翻着绿皮微生物课本，腿弓起来将脚掌安置在椅子的横杆上，不时发出"叩叩叩"的低响。

　　终于下课了。

　　和同学搭同一班电梯下楼，我们谁都没有说话，仿佛这是穿越地心的机器，乘坐时必须屏息以待，越接近终点气氛越凝重，开门的瞬间才解除警戒。

潮湿的空气里伴随着青草味道，在研究大楼门口，同学们一个个撑起五颜六色的伞，边聊着晚餐要吃些什么，边一起走向校门口搭车。

我忘了带伞，一个人伫立在门口良久，不想和同学搭同一班车回去。这学期开始，我在系上几乎是被孤立的。看着大家成群结队，自己又被团体驱逐，就像以前经常发生的事情一样，已经习惯了，但我还是必须竭尽所能地关闭感受的开关，不让痛苦的感觉再干扰我。

我初高中的时候太过内向安静，没有朋友，大学努力让自己看起来外向活泼，最后还是失去所有朋友。我迷惑了，不知道到底哪些因素在操弄着友谊这件事。或是干脆相信，我的命运就是如此，注定孤独一生。

雨看似没有要停的迹象，我拉起外套的帽子开始奔跑，雨水浸湿了袜子，衣服也黏腻地紧贴在胸口。我穿过汀州路、公馆商圈、台电大楼、温州街、泰顺街、师大夜市，挤过拥堵的人潮，从后门回到宿舍。我忘了买晚餐，最后什么也没吃。

● ● ● ● ● ●

寝室已经熄灯，为了不吵到室友，我走到房间外面试图找一个能讲电话的地方。虽然是深夜十一点钟，但宿舍的走廊仍灯火通明，满是活动刚结束回到宿舍的女孩，环抱着脸盆、洗漱用具，去往公共澡堂。

四处都是人。

最后，我只好蹲在房间对面的墙壁前，两者之间仅有一米半的距离。我努力将自己缩到最小，不要打扰到任何人。

电话拨通以后，我就开始啜泣，悲伤的情绪蜂拥而至，哽在喉咙，堵在鼻腔，泪水如豆大的珍珠滴落在黑绿色的花岗岩地板上。

"我想休学，我不想再待在这里了。我真的没办法……"

"你不能坚持一下吗？再过两个月这学期就结束了。"父亲说。

"不，我真的不行，我撑不下去了。就算七月转学考没有考上，我也不会再回来这里了，绝对不要……"由于哭泣，我的声音变得很模糊。

我不想再跟父亲争辩，真的太痛苦，师大的每一处场景、每一对瞳孔，都让我惴惴不安。然而，满二十岁的好处是，签休学申请书不需要家长同意。

一个身着黑色细肩带背心的女孩走到我旁边蹲下，什么话也没说，往我手里塞了一把卫生纸，脸上挤了一抹微笑，就转身往她自己的房间去了。看着手上那团白色卫生纸，二十年来，这好像是我第一次感受到"纯粹的善意"——没有目的，亦非悲悯，只是真诚的好意而已。她加快脚步走进房间，仿佛体谅我被她瞧见狼狈样貌的尴尬。

电话另一头沉默许久："那你先回家休息吧，我们再讨论之后怎么办。"

● ● ● ● ● ●

曾经有老师说，如果有学生吵着要休学，就让他去走一次程序，因为烦琐的程序会让一半以上的学生打退堂鼓。

但我是铁了心要离开。休学程序有层层关卡，需要每一个办公室盖章，仿佛逼着你就算要离开也得好好道别。

站在图书馆柜台前，我将六十本藏书还清，管理员在休学申请书上盖下一个核对章，从此之后，学生证再也不能让我进来这一年多的庇护所。曾经从这里得到两张借阅王奖状，一大包圣诞节礼物，还有让我逃避痛苦的各种文学书籍、心理学书籍，都将与未来断开联系。如果说，学生证就像一只生命力越弱、色彩就越透明的精灵，那么我手上这张学生证，已经看不见脸的那部分了。

接着，我依约定时间走进导师办公室，什么也没多说便递出休学申请书，老师若有所思："你不再多考虑一下吗？"

"对不起，我的行李都寄回高雄了，这周末就要走了，请老师一定要帮我签章，这两天我得走完程序。"

老师像是被我的先斩后奏吓到了，没有再多说什么，只是悠悠地道出最后一句："真可惜，虽然我是你的导师，但还没正式教过你呢！"（导师的课难度很高，只开在大三、大四，而我当时才大二。）

接着，最后一关，系主任洽谈。她摆出和当初入学面试时一样的和蔼笑脸，跟我说："我当初大学的时候都在谈恋爱啊，哪知道之后要做什么，现在也变成系主任了。记得哦，糊里糊涂地做，迎向清清楚楚的未来。"她拍拍自己的大腿，"不要把自己逼太紧，像我已经五十几岁了，就要接受自己胖胖的身材，不要一直跟年轻妹妹比，不然会很痛苦。你啊，要对自己宽容一点。"

我写了邮件给每个跟我学习报告同组的同学，还有这学期修课的老师，跟他们道歉，说我要休学了。我真的很愧疚，造成他们的困扰。其余的，我没有再跟任何人道别，只是默默地收拾好行李。在大家继续搭乘往人生下个阶段迈进的高速列车时，我悄悄地下了车，头也不回地走了。即便我不知道未来在哪里，就像身陷广袤的沙漠之中毫无方向，我还是得继续前进。

以后，我得忘记这个地方。

教务处在我的学生证上盖下四个学期休学章的隔天，我就收到宿委会通知，邮件里引用了诸多烦琐难懂的条文。但简而言之，"你已经丧失本校学生资格，请于一周内清空宿舍"。尽管我已经缴完整学期的住宿费，我仍得毫无尊严地被驱赶离开。我突然觉得，这世界上不近人情的事情，还真是不少。

手上的师大学生证已经透明得几乎看不见了。

亲爱的学妹，

　　刚听到你也是雄女的学妹，倍感亲切。希望你不要相信自己，务必要相信，你所付出的时间和所拥抱过的任何一份梦想和热情，都不会白费。人生的路很漫长，不要急，也不要让外界的名利、金钱的标准侷限了你的心之所向。

　　加油，祝福你 ♥
　　　　　　　　　　91级学姐
　　　　　　　　　　小布.

2014.5.1

　　大二下学期，在处理休学程序时，系主任的助理正好是我那所高中的学姐，写了一张鼓励小卡片给我。

这一次，试着拯救自己

　　如同"自序"所述，我希望透过心理学来了解自己的状况，调整生活，于是在升大三的暑假报考了转学考试（也算是鼓起勇气面对自己的人生难题吧）。

　　转学考试是什么？就制度上大概来说，读完大学一整学年，或者专科毕业，就有资格报考，通过转学考试转到其他大学。但实际上，它是个极度变态、高压的考试，尤其你要考的是心理系转学考试的话，那更惨。为什么这么说？

　　转学考试是独立招考，即便科系相同，不同大学的考试科目、形式也都不同（比如共同科目国文，台大只考作文，中正出现唐诗填空），而且每一所大学是分开缴费的，因此不只考试科目准备上压力巨大，经济上也相当沉重。另外，考试通常集中在同一星期内，我就曾在考场看到有个男生提了一个超大的行李箱，大概是去美国旅行才会用到的尺寸，里面装满了课本、习题，他考七所学校，刚好环台一圈。因此在转学考考场的学生，通常都面容憔悴。

那为什么心理系更难考？就我自己 2014 年度考成大心理系来说，一百四十三人报名，仅录取三人，录取率 2.09%，而同校测量及空间信息学系三十七人报名，录取九人，录取率 34.32%。不只是成大，各大学的心理系录取率都很低。如果你对 2.09% 这个数字还没有感觉的话，那我再举个例子，大家都知道公职很难考吧？甚至还有人考了十几年还在努力，公职的录取率落在 9%~10%，而心理系竟然只有 2.09%！那这下你知道心理系有多难进了吧？（呵呵）

这绝对不是要炫耀考上的我如何棒，而是，这个过程真的压力很大！而且，复原的路很漫长，生活中还是有大大小小的事需要克服。

不只是心理系录取率低到让我受挫，更大的压力还有几个：心理系上课用的书几乎都是原文书，考试也是英文出题，我对英文学习非常有挫折感，焦虑程度是看到英文就会心跳加速，呼吸困难，像被狮子追杀一样慌张。你一定觉得我在唬人，但我敢发誓，我所说句句属实。我高中时英文就没有跟上进度，进了师大以后，两年期间根本没看过什么"原文书"，英文程度可见一斑了。

加上我原本并不是心理系的，所学的内容和心理学一点也不相关，大二的时候为逃避学习专业课的烦闷，课表几乎都是表演艺术的课，每天都在接受写剧本、练舞、演戏之类的训练。转学考试时才真正体会到隔行如隔山，即使我从高中就开始去图书馆找一堆和心理学有关的书来看，也非常确定自己有学习心理学的热情，但还是找不到所谓"心理学的思维"。当时我读了至少七本普通心理学中文教科书，外加一本原文课本，以及一大堆的科普书，但仍是不得要领，无法入门。而且，剩下两个月不到就要考试了，我的进度只有 5%，怎么办？再加上当时我的心灵状况非常糟糕，每天处在抑郁状态中，书一点都读不进去。

休学回家之后，整整一个月我都在睡觉和看影片，书一点都没读。我是说真的，我每天看十部影片，接着写感想，在日记里跟自己对话，安抚自己受伤的内心。

我的家人无法理解我的状态，这倒也不难理解，毕竟从我外在行为看到的完全是逃避行为——书读不完便想要休学，说是回家专心准备考试，却每天睡觉、看电视，书一页都没翻。

从爸妈的角度很容易直接下定论："你根本没决心要准备嘛！只是不负责任地在逃避人生。"所以他们每次看到我在看电影，就会威胁我："没考上就去工作，不要在家当米虫。我是不会出补习费让你重考的。"

其实我不是不负责任，我真的想好好念书，但又很害怕考试。从高中开始就这样，那时候每一天都会被要求写寫考卷的時候我會怕自己寫不出來比真正寫不出來的還多，我是對自己極度沒自信，怕自己寫不出答案，而不是成績爛第二次感。其他事情也是，我怕自己做不好就被破壞了，根本好好沒法發揮實力。

人生常是不順遂的，但得跟自己加油打氣：只有自己最了解自己。考卷有幾題不會，猜對幾題都很正常，別人也會猜啊！我又沒做弊，考上了就是我應得的，不必愧疚或覺得自己準備不夠。要盡力就好，一步一步來。

也許我自己的問題永遠無法解決——神經質的人格特性，但我想一直研究心理學，至少沉浸在這裡時我會覺得仍存一絲希望，以不致於想自殺。

一、人格特質如何形成？基因 or 環境 (which kind?)
二、人格形塑是否有敏感期？過了是否還能改變？弓活？

2014.6.5
　　转学考试的前一个月，我在日记上探讨自己过往的状态，同时鼓励自己在看清现实的情况下，尽可能努力准备考试，并期待进入心理系后能找到对于自身困惑的解答。

十几张小考考卷，每次我连题目都看不懂，觉得自己好笨，写一写就哭了。

我真正开始读书其实是在六月，所以我才读一个月就考上了？

很幸运是吗？

也许是幸运，但自己的努力与家人的鼓励也有影响。

从六月开始，我每天五点起床，六点就坐在书桌前面开始读书，到中午休息一小时包含吃饭及午睡的时间，下午一点接着读书到晚上十点就寝，其间除了上厕所、洗澡，没有离开座位过。

在桌前读书时，我只做几件事：写考古题，用题目去找课本的对应位置，每一份题目检查三次。最后把课本理论整理成心智图表，并把考试出现但课本没有的东西补充在最接近的位置。因为一直书写，我大概一周用掉三支黑色的 0.38 水性原子笔。那一个月，大概是我人生中最专注的时候，也是我第一次真的感受到心流（flow）的力量——

当人非常专注时，做事会很有效率，并感觉时光流逝迅速。

我知道你这时候又会觉得我在瞎说，怎么上个月还那么颓废沮丧，这个月又变得如此积极？

事实上，我还是很崩溃焦虑的，突然转性的不是我，是我的父母。我说，我高中三年都倒数前几名，怎么可能考得过转学考试？父亲这时候并没有打击我的自尊，反而说："面对挑战时，更要鼓励自己，而不要把敌人想得那么强大，自己吓自己。转学考试虽然很多人报名，但很多人也是没有好好准备的！你专心做好你的那部分就好，其他人你也改变不了啊！"然后母亲每天起床都会握着我的手告诉我："闵筑很棒，你很认真，老天爷一定会看到的！妈妈帮你加油打气！你只要相信自己，到时候一定会考上的！"

不知道爸妈是不是偷偷学了自我应验预言理论①？企图

---

① 自我应验预言（self-fulfilling prophecy）是指人们事前主观的想法，无论正确与否，都会影响到人们的行为，导致这个先入为主的假设最后成真。

改变我的自卑……

我到现在还是没真正弄明白，我爸妈当时受到什么启发，突然变得"怪怪的"。而且我一直处于心情低落、没自信加上处于无助的状态，实在很难接受"努力就会考上""相信自己就有用"这种话语，我已经太久不知道什么叫作"成功""成就感"，甚至是"达到及格"。但也没什么办法，反正只剩一个月了，也没其他事情可做，只好死马当活马医，读便是了。

结果就是，我考上了，取得了第三名。

心理学教会我的事 3

如何帮自己减压

一个人在同一时间内所面临的压力源越多越强，则其发生心理、生理疾病的概率就越高。

虽然日常生活中大家常提到"我压力好大"，但在不了解压力的运作机制的情况下，人们常常给自己增添过多的压力却不自知，甚至身体发生预警了，还没有察觉到自己已经过度劳累、压力过大了。

压力源往往来自四面八方，可能来自自己完美主义、高度责任感的性格，也可能是来自于紧张的家庭关系、婚姻状况，或是过度劳累的工作，等等。但我们可以先练习了解自己的身心状况，发现自己处于高度压力的状况时，在力所能及之下帮自己"减压"。

以我自己为例，我是个自我标准很高的人，经常对自己说的话是："别人做得到，我一定也可以！"习惯性跟别人比较，而且我的较量不是只停在抱怨阶段，而是认定自己不够好，做出一系列行动逼迫自己进步：像是别人一学期修三十学分还可以活蹦乱跳，我会认为自己修二十五学分太少了，所以也要努力进步；别人下课都去打工，在大学就能经济独立，那我也必须去工作，对自己负责……

揽下新的任务或学习计划的时候，我只想着"我要变得更厉害、我要进步、我要督促自己"，并没有意识到自己即将承受难以负荷的压力。

虽然古训曰"见贤思齐"，但仅仅和他人的外在行为与最后的成就作比较，便一味地逼迫自己要更努力，而没有考虑对方在生理、经济、成长背景等条件上与自身的差异，是会使自己在无法完成任务时感到万分挫折，最后演变成不断怪罪自己，内部归因①到自己不够努力、不够聪明……进行各种不理性的自我攻击。就像你只能租套房，看到同学住豪宅，因而怪罪自己不够努力才买不起豪宅，是不是有点太自虐？（一个人的现况跟成就，不仅仅是自己的聪明才智与努力造成的，还有外部因素，如家庭能提供的资源、社会的文化，甚至是国家政策的影响。）

而不断的自我压迫，容易造成抑郁症复发，所以我意识到不理性思考让自己承受了过大压力，必须要回头检视目前的生活状态，做出改变。

然而，不论经过多少药物或咨询治疗的协助，我们都需要学会"自己帮助自己"的能力。

---

① 内部归因（Internal Attributions，亦称 dispositional attribution）指个体将行为发生的原因解释为自己的性格所造成的；外部归因（External attributions，亦称 Situational Attribution）指个体将行为发生的原因解释为情境（环境）因素造成的。

无尽释放的压力

"不要在年轻的时候选择安逸！"一位 HR 在学校的演讲上，这样勉励我们。

我牢牢记住了这句话。

我开始更加病态地压迫自己——少睡几小时没关系、少吃几餐没关系、忙碌一点没关系、劳累一点没关系，反正年轻嘛，总要多多磨炼，吃点苦没事的。我总是不自觉地想要学习更多技能、成为更好的人，把照顾自己排在了最后。这大概也跟我比较自卑、总是觉得"自己"没有那么重要有关吧！做任何事情，我总担心别人受伤，觉得自己牺牲一点没有什么关系。

为了解决毕业即失业的危机，我放弃只要专心读书就好的生活状态，在大三下学期同时参加校外的创业培训课程（YEF）、新创公司的企业实习、筹备实习媒体的社团及兼顾学校课业，希望在毕业时能顺利接轨社会、找到工作。

于是开启了每个周末都在不同县上课，处理事情，半夜需要跟组员在线开会，剩下非常琐碎的时间，还要拿来完成课程作业，不太有时间正常吃饭，每天的睡眠时间也仅有三小时左右的生活，并且长达半年。

这段时间，我过得非常痛苦，不只心理压力大，身体也开始出现头痛、胃痛、容易感冒、失眠等各种问题。进出医院的次数我已经数不清。我处在生病的边缘，知道再这样下去，自己一定会承受不住。我确确实实嗅到死亡的气息，也许还没等到抑郁症复发，就已经过劳死了。但每个人都告诉我，再撑一下就过去了，这个过程本来就很辛苦，劳苦后才能收获丰沛的果实！

每件事情都非常重要，也都被老师或老板赋予了"不能轻易退出，否则你就是不负责任的人"的隐性威胁，我不知道该如何取舍。

我很恐慌，会不会被贴上不负责任的标签，日后便无法顺利找到工作？会不会有老师因此对我印象很差，不愿意帮我写推荐信，便终身没有机会读研究所了呢？会不会组员都觉得我很差，之后就没有人想跟我同组呢？

可是我不是这样的人，我想把事情完成，也付出行动努力去做，但我真的太忙、太累了，没办法在规定时间内顺利达成目标。怎么办？

何为社会比较

人们透过文化、性别、内省、观察自己的行为、了解自己的能力以及与他人比较等六种方法去建立自我概念（self-knowledge），去意识到自己是怎么样的一个人。

在这里想要讨论的是"与他人比较"这件事。1954 年心理学家利昂·费斯廷格（Leon Festinger）[1] 提出了社会比较（social comparison theory）这个概念，意指人们透过与他人比较而了解自己的能力与态度。

————————————

① 美国社会心理学家。

　　尤其当情境中没有客观的标准，或是个体极度不确定自己的状态时，便会与他人比较。为了知道自己在社会中的相对位置，人们通常选择条件与自己相近的人当作参考标准。举例来说，下周体育课要考游泳一百米自由式，为了了解自己在这堂课中的进步程度，你会选择跟你一样都是第一次学游泳、有认真练习的同学作为参考标准，而非和那些只是考试求过或是国家级选手做比较。

　　但是当你想要知道自己未来可以精进的方向时，会找一个理想中的楷模作为比较对象，称作"向上比较（upward social comparison）"。举例来说，你是个电影系的学生，会与同是台湾人并且相当成功的李安做比较，期许未来的自己也能有一番成就；若你不想太为难自己，不想老是因为觉得自己无能而感到焦虑，就需要找一个比自己较弱的对象做比较，称作"向下比较（downward social comparison）"。例如，你觉得自己很穷、不能出国玩的时候，看看流离失所的叙利亚难民，就会觉得自己有家可以回、三餐可以温饱其实还不错。

这时候你可能会有疑问："向下比较，不就是把自己的快乐建立在别人的痛苦上吗？是不是不太好？"但其实，不论社会比较、向上比较或向下比较，都是人们自我调适的必要历程。如果没有社会比较就会手足无措，无法建立自我价值；若无向上比较的能力，就会失去努力生活的动力；若不懂得适度地向下比较，就会因为觉得自己不够好而被困扰着。而抑郁症患者有很多都是自我要求过高、习惯于向上比较的人。

所以，当你觉得自己不够好的时候，试着想想那些比你差的人，会发现自己其实没那么差。而且，向下比较是合理且健康的调适方法。

抑郁症的负面思考特征

抑郁症患者容易有"过度类推"的思考模式，也就是会把负面的事件不断地推演至其他情况，接着认定自己"未来没救了"。即使当下我并没有严重到需要去就诊，但还是保有这种思考模式。举上面提到的例子来说，或许这次的课程没有做好，老师确实会给我差评，但不代表我未来在其他课程上没有机会雪耻，然而我还是会觉得自己没救了。

停止自责寻找出路

因为上述状况，我一直自我谴责，痛苦了一年多，直到最近才想通：事实上，我不是不负责任的人，只是太过好学而承揽太多业务，加上时间管理不当，不了解自己能承受多大的压力，无法妥善评估在有限的时间内自己能同时处理多少事情，导致事情无法顺利完成罢了。

想通这一切，并不表示我可以一味地要求别人理解自己的处境、包容我，把自己的责任撇得一干二净，这样是不正确的！但也不是放弃尝试，避免错误。我需要做的是从经验中去更多地了解自己的能力、生理及心理的状态，以求之后安排生活时能更妥当，找到适当的平衡。并且在失败、受伤之后，学习如何疗伤、帮助自己渡过难关。

但是，身为心理系的学生，我非常清楚压力过大造成的后果，为什么我还是会让自己陷入这样的局面呢？毕竟从学知识到实践还是有一段距离的！因此，我需要借由一些"工具"来帮自己调整生活，找到最适合自己的平衡点。①

管理自身压力

接下来，我想跟大家分享两个工具，分别是压力曲线、评分量表。

首先，让我们一起来了解"压力曲线"这个概念，请大家跟我一起牢牢记住这个倒"U"字形：压力太小或太大时，能力表现皆不佳，唯有适度的压力表现最好。

———————————

① 虽然在心理学的训练过程中，我们学习了帮助自己及他人适应生活的技能，但不代表我们从今以后就变成遭遇挫折不会受到伤害、不会难过的无敌金刚。放下心理学人的标签，我们仍旧是脆弱、有感情的普通人。（引用自高医心理系友洪群宁）

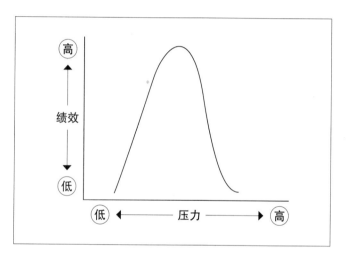

▲压力曲线

　　在个体承受的压力较小时，像大学生去写小学生的习题，容易感到无聊、无法专注，表现能力会降低；但压力太大，工作难以负荷时会产生焦虑、痛苦的感受，以至于任务无法顺利完成。唯有适当的压力能督促自己努力，虽然疲惫，却也有获得成就感的机会，才能有最佳的表现。

　　另外，心理学家将压力分成三项历程：压力源（stressor）、压力评估（stress appraisal）、压力反应（stress response）。

压力源是指造成压力的事件，像是这个月的业绩标准、下个月要缴的房贷、和朋友吵架不知道如何道歉……压力评估是指自认为该压力源对自己的影响，每个人受到的影响程度不同。像是下个月要参加一个马拉松比赛，训练已久的人自认为可以妥善应付，因此压力小；但对一个毫无经验、临时被朋友拖去参加，却又被要求一定要拿回奖牌的人来说，可能会因为自觉无法胜任而感到极大的压力。而压力反应是指人处于压力事件下在生理跟心理上所呈现的反应，像是失眠、焦虑、胃痛、拉肚子、免疫功能下降……

同样的压力事件，如期末考，对每个人的影响不同，天资聪颖的学生可能考试前一天还在玩电竞，读两三个小时就能轻松应付，但成绩中段的学生可能要熬夜苦读数周，考试当天还会写到手发抖。再换个例子，有人可能失恋一个月就能走出来，有人则要一两年才能释怀，同样都是失恋这件事，对于不同人造成的压力不同。所以，请不要随意地告诉别人：

"不过是期末考／失恋而已，又没什么，干吗这么颓废？"
你能轻松驾驭的事情，别人可能需要苦苦挣扎。请站在对方
的角度，去理解对方的内心。

找出生活中的压力源

看到这里，你应该了解到压力对人的影响有多巨大了
吧？所以适应生活的第一步是去体验生活、了解自己，找到
自己的"适中压力"。平日不妨养成记录生活事件的习惯，
方便日后检视与参考。

接着，如果你跟我一样，发现自己不小心陷入压力过大
的情况，却不知道如何取舍生活中的事件，以致无法抽身时，
那么就要用到评分量表这个工具了！

大家应该多多少少都写过问卷吧！上面是不是有从 1 到
5 或者 1 到 9 这种请你勾选出"强、弱"的选项呢？

大脑的工作记忆（working memory）容量相当有限，当
你觉得每件事都很重要，难以做出取舍时，只放在大脑中思

考，是很难找出答案的。所以，要借助一些工具来帮助你。

这时候可以拿出一张纸，先在左边写下最近生活中需要取舍的事情，接着在事件的右手边用 1 到 10 分，依据事件重要性给它们画上分数，分数越高，代表事件越重要。我希望大家在量尺上画上分数，而不是只写个 1、5、8 这种阿拉伯数字，这是因为量表的长度一画出来，就可以一眼看出重要性的差别。当你发现自己压力过大的时候，请先找出自己生活中的压力源以及对自己重要的东西，并且给它们评分，那么便能将重要程度较低的项目先舍去，帮自己"减压"。

总之，适度的吃苦叫磨炼，过度的痛苦叫创伤。在努力进取之前，请先照顾好自己！

▲压力评分量表

Chapter

4 终于找回了自己

我们都爱着彼此，却因为自身局限性，让对方感到痛苦。

我们都在学习如何转换立场去理解对方的难处，

同时，也需要给彼此一个机会，去和过去受伤的自己和解，

期待更幸福的生活。

寂寞，会伤害尊严

寂寞是什么呢？

寂寞（loneliness）是一种不愉快的主观感受，因个人察觉到自己与他人的关系缺乏某些重要特质，在"质"或"量"上感到不满意。"质"的不满意是指情绪性寂寞（emotional loneliness），即便身旁有朋友，却难以建立亲密的关系。而"量"的不满意是指社会性寂寞（social loneliness），身边真的没有什么朋友。

就我而言，从小到大，身边的朋友数量真的很稀少，感觉这些人总是有"什么"跟我不同，让我难以建立深刻的感情。

那为什么突然要谈寂寞呢？因为抑郁症的一个重要感受就是寂寞，感受不到跟他人的连结。

寂寞感就像是心脏被用力扭了一圈，绞痛逐渐蔓延至胃部，再扩散至肌肤冒冷汗，它迫使我不得不把自己蜷缩起来，缩到最小，紧紧地抱住自己，好去证明：当什么都失去了，自己还存在。

从小我就很怕寂寞、很怕独处，但我不敢让别人知道我的寂寞。对我来说，寂寞是一种私密的疾病，好像要是被别人知道就会像是被学校的广播室公开广播给全校人听一样，会被全班笑，很丢脸。

寂寞，会伤害尊严。

当遇到心仪的对象时，我不敢让他知道，甚至不会表达出来。因为我怕他认为我只是想要摆脱寂寞，并不是真正的喜欢他。但要追根究底的话，我也害怕自己是因为被寂寞逼到绝境了，才会不断放低爱的标准，想与他人建立连结。

大学期间，有一位基督徒学姐告诉我："我们的心是一颗漂亮的苹果，如果总是喜欢别人，就等于让太多人触碰到这颗苹果，那么它很快就会烂掉！神会希望你好好珍惜你的苹果，好好爱自己。"后面的意思，可能是与其花时间爱别人，不如先爱自己。

我觉得自己已经是颗腐败到发臭长虫的烂苹果了。但我没办法，太寂寞了。而且，我也不知道怎么爱自己，不相信自己值得被爱。

从小学四年级开始，我就有"单身焦虑"的问题，但和现代成年人的"脱单恐慌"并不一样。还是小孩的我当然不知道什么是爱情，也不是真的想要有男朋友，而是天真地以为爱情是种"神奇的东西"，朋友可能是一对多，对方随时会消失不见，但爱情是一对一的，可以确保有一个人真正爱你、陪伴你、属于你。很多年后的今天我才深刻体认到，我只是试图在爱情上，找寻我始终没有获得的亲情与友情罢了。

高二的时候，有个外校大我一岁的学姐对我挺好的，现在她是我的干姐姐。虽然我们平时各忙各的，但每年都会找一天聚一聚，每回她出境玩，都会记得寄明信片到我高雄的老家跟我问好。她很温柔，在我沮丧的时候总会睁大圆圆的眼睛，摸摸我的头说："怎么会呢？我们家闵筑很棒啊！之后会更好的呀！"仿佛我可以在她面前表现出最脆弱的一面，暂时变回八岁的孩子，尽情地做自己，就算不小心犯错，也能被宽容地原谅。她知道我很想出境但没有机会，于是她从日本带回一大盒奇巧巧克力饼干送我，那时这种零食在台湾还不普及，我是第一次看到。后来我在京都、大阪、金泽，只要一看到奇巧巧克力，就会想起曾经有一个人很关心我，尽了她最大的努力想挽救快被寂寞掐死的我。

但在当年，我感受不到她的关心。

你搞不好会责备我："学姐花这么多精力陪你聊天，对你那么友善，出境玩还记得带伴手礼给你，你怎么这么不知感恩！"

从理智上可以判断，对方对自己好，应该是喜欢自己、想跟自己当朋友吧？但在心理感受上，我宛如困在一层透明薄膜里的奇异生物，看得到外面的人在做什么，却听不见声音、触碰不到，只能猜测究竟发生了什么事。我感受不到其他人的赞美、他人欲传达的爱，因为，我不确定他们行为背后的动机到底是什么。当学姐关心我的时候，我是这么想的：她对我好，并不是因为想当我的朋友，纯粹是她太善良了，受不了我过得太凄惨，忍不住施舍我罢了！当学长说我很漂亮、写卡片要我学测加油的时候，我一点快乐的感觉也没有："他不过是察觉到我的抑郁，想鼓励我罢了！都是客套话，根本不是出自真心的欣赏与关心。"

都是假的。就算再多的关心，我还是感觉自己是一个人，很糟糕的一个人，没有资格活着的一个人。寂寞对我而言不仅仅是"只剩下"自己一个人，更是"感受不到"其他人跟自己有连结。

高三的时候，学校的午餐时间是可以自由活动的，有人社团练习，有人去其他班串门子。有个女同学拉着我到走廊上，跟着她们帮团体中的另一个女生庆生、切蛋糕。我知道她是好意，想给我一点归属感与温暖吧！但当时整个团体里，我没和几个人讲过话，当她们彼此用绰号称呼对方时，我根本搞不清楚谁是谁，有道玻璃屏幕隔开了我们，我像在电视前看戏的观众，这样的经验反而使我更痛苦。

有人陪，不代表不寂寞；有了朋友，也不见得能摆脱寂寞，而是，这些人能走进我心中吗？能给我安全感吗？我能相信他们，即便有一天他们发现我是个情绪起伏很大、生活乱成一团的废人，还会继续当我的朋友吗？

在成长的过程中，我的朋友很少，就算有也都是点头之交，或是对方单方面的关心，而非真实的友情。在缺乏足够的友情与亲情的环境下，好不容易从抑郁的泥淖爬出来一点，受到挫折又会被拉回深不见底的沼泽，不断向下沉沦，让我的病好得比别人慢很多。

即使现在终于拥有"真正的朋友"，我还是经常害怕自己又陷入那种孤立无援的处境。

像是，我特别害怕冬天跟圣诞节。

每次寒流一来，冷冽刺骨的寒风刮过手臂时，我的意识就会被转瞬拉回高二那年冬天：一个人边走边哭，低着头把书包上的校名往内翻压在肚子上，背着沉重的书包独步在已经没有人潮、黑暗的城市街头，生怕别人发现自己的存在；或是，在班上被霸凌，却没有人愿意帮我说句话，觉得被全世界遗弃的时候；又或是，作业涂涂改改到本子磨破了洞，还是想不出答案，却找不到人可以问问题，被无助感包围的那刻。然而，我心底最深的恐惧其实是，就算自己在这些过程中意外过世了，也不会有人在乎，老师不在乎，同学不在乎，父母不在乎。我就是这么无所谓的一个人。虽然，我还是会奢望有人会在意我，但我知道，那真的只是奢望。

至今，我仍害怕每年的圣诞节。对我而言，圣诞节的意义是：一瞬间所有人都成群结队地去参加派对、去聚餐、去和家人团聚，而我在毫无准备的情况下，被遗留了下来，只剩下我一个人，那是我一年当中感到最寂寞的一天。

以前我总觉得，人跟人能变成朋友是件很神奇的事情，

就像魔术一样，明明很专注地观察了，还是不知道魔术师从

哪里变出鸽子，怎么大家都一起上课吃饭，他们就变成了好

朋友，而我还是独自一人呢？

笔记
提要

· 寂寞是抑郁症的一种特征感受。

· 寂寞是一种对人际关系不满意的主观感受，分
  成情绪性寂寞与社会性寂寞。

· 寂寞不是没有朋友或是没有人在身边陪伴，而
  是感受不到与他人的连结。

第一个救我的人

　　发展心理学家将孩子与母亲的依附关系（attachment）分成"安全型""焦虑／抗拒型""焦虑／逃避型""紊乱型"四类，其中安全依附型占了大部分——50%~70%。属于安全依附的人，也就是大多数人，会把母亲当作安全堡垒（secure base）。因为拥有安全堡垒，所以当人们面对充满未知的恐怖世界时，就会知道家人将给予支持与包容，从而有勇气去向外探索。

　　但我的家人并没有给我"家庭是避风港"的感觉，父母很少给我鼓励，更常否定我的行为。也许是这样的缘故，对于很多事情，过去我都采取被动的态度，害怕被责备，害怕失败，面对机会的时候，我老觉得自己没有资格去争取。

有一次春节，全家聚在大伯家吃年夜饭，我因为很爱烹饪，便主动进厨房帮忙洗菜煮饭，当我把煮好的菜肴端到团圆桌上时，父亲却责备我："你是女仆吗？为什么要做这些事情，不能像你堂妹那样乖乖坐在那里等吃饭就好吗？"听到这句话的时候，我很受伤。一般的父母不是应该会说"我们女儿好贴心喔，还帮忙端盘子"吗？为什么我会变成女仆？

在我小的时候，父亲常拿我和堂妹做比较，我们的生日只差了一天，性格却南辕北辙。堂妹长得很漂亮，说话轻轻柔柔，会弹钢琴，俨然是个气质公主。相较之下，我的外貌很平庸，什么才艺都不会，常常好动得坐不住。父亲大概是无意识地抱怨我，希望我有自知之明从而改善自己成为他的"理想女儿"，但我感受到的只有"他不想要我"或"我随时会像垃圾一样被丢掉"的焦虑感。很多年来，我一直有着寄人篱下的感受，即使我知道自己是父亲的亲生女儿，即使他总是准时帮我付学费，给我生活费，我还是很怕自己哪天就被赶出去了。

此外，他常开一些低级的玩笑，像是"你长大以后如果出境读书，或是嫁到外地，我跟你妈就偷偷搬家把房子卖掉不跟你说，你回来就找不到我们了"。这样的玩笑话听在七八岁的孩子耳里是会当真的。这份恐惧伴随我长大至今，害怕有一天我突然就没有家，没有家人，孤零零的。

后来升上初中，父亲曾告诉我："等你考上第一志愿，我就带你去日本玩。"我从来没有出过境，加上很想得到父亲的认同，便十分重视这个承诺，主动用功读书。后来真的考上父亲口中的明星高中，父亲却告诉我："我什么时候答应过要带你去日本的？为什么要说谎？我才没说过这种话！"

我为什么要说谎？我没有说谎啊！

也许父亲可以说"对不起，最近家里经济吃紧，我们晚几年再去好吗？"或是"抱歉，房贷还没还完，我们改成岛内旅游好吗？"甚至一句"是吗？我忘记我说过这句话了耶！"都比控诉我是个骗子好。

我很爱我的父亲，我很想得到他的认同，但我好像做什么都是错的。

我永远是个失败的人，是没人要的女儿。

看着高中的海外交流补助计划申请书，我觉得自己不够优秀，所以连试都没试就放弃了。因为太害怕被拒绝，在人际互动上，我也不会主动去找人搭话、邀约认识朋友。在家里受到的挫折影响到了我家庭之外的人生，在我心里，这个世界就像侏罗纪公园一样可怕，危机四伏，弱小的我随时会丧命。

这种对自己的否定感与对世界的惶恐，一直到遇见老黄才有所改善。

老黄不是一条狗、一头黄牛，或是一个黄色的布偶，而是我的同班同学，她就像我的安全堡垒一般，安抚我不安的情绪，鼓励我出去探索世界。

老黄是我们系上排球队的队长，虽然我们每周有两天会一起练球，但除了认真对碰、传接球之外，我们几乎没怎么说过话。事实上，我也不敢跟她说话。因为她太爱笑了，乐观得夸张，让我有深深的恐惧感，不知道怎么跟她相处，毕竟我是满脑袋都是负向思维的人，总觉得我们根本是不同世界的。

在我刚转进成大不久，几乎没有朋友的状态下，有一天，老黄突然用 Facebook 发短信给我："你要不要去看《玩命关头》？"当下我觉得超级诡异，为什么要找我看电影，我们又不熟！但基于"感觉她很善良"的前提，我还是赴约了。我敢保证，没有人可以在看电影的时候像她那么激动——碰到逗趣场面，她笑得超大声，整个电影院都是她的声音。虽然我现在被她同化到情绪反应变得很激烈，但当时我是个很拘谨的人，心中总是有无限多的束缚，一方面被她这么激动的反应吓到，却也羡慕她活得这么自在。

当时我一直以为约人看电影、出游、吃饭这种事情，得有个"正当的理由"，像是"讨论报告""请教生涯发展"或是"我们是超级好闺蜜"之类的，总觉得她找我看电影，应该有个理由／条件／目的吧？

结果她一脸惊讶："啊？为什么要有理由？我也不知道耶，就突然想问你要不要看电影啊，哈哈！"

那是我第一次知道，原来交朋友不需要什么理由。以前我相信别人对我的好、对我的关爱是"有条件的"。老师对我好，是希望我好好读书，使学校榜单比较好看；同学对我好，是希望我可以帮他跑腿买东西；父母对我好，是因为要满足他们对社会生儿育女的责任。所有的人际互动都是"有目的性的"。一旦我失去利用价值，就会被丢掉。

老黄真的太单纯、太直率了，我实在没有理由怀疑她想从我身上索取什么。她单纯想看电影，单纯想找我而已。

后来因为报名排球比赛（全台湾的心理系共同参与，一年一度的排球赛），我们之间产生一点误会，老黄生了一阵子的气。那段时间，我去找心理师洽谈，也试图跟老黄解释我的想法，不断道歉。我很害怕她会从此跟我绝交，就像小学、初中那些一声不响就从我人生中隐匿的"前挚友"一样。不过，过了一阵子，她就笑着跟我说："你怎么担心这么多啊？我早就气消了，只是最近很忙、很累而已。"

这是我第一次知道，原来一段关系发生问题时，修补是有效的，道歉是有机会得到原谅的，甚至，因为经历冲突，我们更了解彼此，感情也更加坚定了。

老黄很喜欢跑步，所以有时候会拖我出去跑步，她带着我建立运动习惯——舒压管道，也耐心地听完我所有烦恼。虽然老黄很乐观，但她似乎具备某种神奇的能力，能理解我比马里亚纳海沟还深沉的忧伤，好像她真的能理解我为什么害怕、为什么难过，而不是高高在上的施舍怜悯，让我能安心地告诉她真实的感受。

这是我第一次知道，即使有人"发现"我是个烦恼很多、很抑郁，甚至有点难相处的人，也不会因此"丢掉我"，而是安静听完我说的话，就像拍拍小猫咪的背一样温柔地安慰我。老黄做的这些事，让我有勇气去面对自己，摘掉"伪装开心的面具"，用真实的样子、真实的情绪去与人相处。

老黄真的是个很真诚、有趣的人。有一天晚上，老黄突然骑车跑到我出租屋处，当我从楼上下来时，她笑吟吟地站在大厅，手上拎着一个透明保鲜袋："闵筑！"她的声音很细柔，尾音拖得长长的，"这是我刚刚蒸的地瓜喔！很好吃，想跟你分享。"虽然只是条瘦瘦小小的番薯，却让我感动得要落泪。好像活了这么多年，第一次有人把自己放在心里。不是毕业要签纪念册才突然想起我也是同班同学，或是生日时仪式性地发条象征性的短信那样。以前跟别人相处，我总觉得付出没有回报，好像都是自己单方面想维持感情。长期下来，对于交朋友这件事，我已经形成"无助感"与"漠然"，认为付出没有回报是正常的，交不到真心的朋友也是意料之中的事情。看着老黄与接过手的地瓜，我感觉手与心都暖烘烘的，好像过去那些悲伤的经历，可以化作一阵尘烟。

Dear 閔筑：

　　妳一直是個想法很特別，勇於實踐的女孩，也一步步的將自己的過往用文字的方式分享給更多人，真的很高興妳能有這麼棒的表現喔！

　　雖然現階段的我們會考慮到好多現實的事，但还是希望妳在變藝時能想到妳已經盡力了，也已經很棒了；更重要的是，妳很善良♡

　　謝謝謝妳的書裡特別有ち章節寫我（我有次給我妹看，她說英的富律很棒，不會太難懂而且吸引人）但其實我想告訴妳，妳也是我在大学遇到的人中影响我很深的人，我更了解有人會很努力的追求自己喜歡的事物，更了解曾經在果暗谷底的人是多麼苦痛，更懂的用謙卑的心傾聽他人！

　　謝謝妳參与了我的大学生活，想起我們一起吃的午晚与宵夜 还有夜散自強的時光，都讓我覺得溫馨♡雖然我們暫時無法這麼常見面3，但我很期待日後再聚時有好多可和彼此分享 不論未來決定如何我都祝福妳！畢業快樂？

琦

2017.06

　　毕业离开台南前，老黄把这张卡片交给我，看完，我眼泪就飙出来了（没有夸张）。我一直以为都是她在付出、照顾我，这让我很愧疚，直到看到她的卡片，我才发现，原来在一段友谊中，我也有能力成为"付出者"，带给别人一些正面的影响。

后来，老黄完成了马拉松赛跑，去了广州实习，交了男朋友，突破自己的局限，不断成长，也获得幸福。看着她幸福，我觉得很快乐。那是我第一次知道"祝福别人"是什么感觉。

以前的我，遭遇了太多创伤，看到成功、快乐的人，总是会产生厌世的讽刺与妒忌。我见不得别人好，觉得世界真不公平，凭什么大家都可以幸福美满地过日子，只有自己这么惨？

老黄帮我化除了诸多心结，驱赶了头顶的乌云，让我看见斑斓绚丽的世界。我开始能真心欣赏她的成就，能因为她的幸福而开心。我第一次感受到，原来祝福别人是一种快乐。

在她身上，我学到怎么跟别人互动，了解什么是界限、什么是勇气。因为有她给我的安全堡垒，我现在才敢主动去认识新朋友，积极地争取想要的机会。面对挑战时，我还是会惶恐跟害怕，但我会想起老黄那张亲切的笑脸，点点头跟我说："闵筑加油，你可以的！"

朋友原来是这样来的

在交到老黄之后，我开始交到越来越多朋友，每个人都扮演了令我感激的重要角色，同时，我也期待大家都能找到自己生命中的"老黄"——真诚而深刻的朋友。但是，正如成功的经验无法复制，你也无法按预期的那样找到你的"老黄"。不过这几年在人际关系中挣扎的经验，让我发现了很有趣的事情，人与人相处能否变成朋友，很像高中化学提过的粒子碰撞学说（collision theory）：

反应物的粒子必须互相碰撞才能发生化学反应。且反应粒子互相碰撞不一定能发生反应，其中能发生反应的碰撞称为有效碰撞，碰撞后没发生反应的称为无效碰撞。另外，单位时间内，有效碰撞的次数越多，反应速率越快（成功的化学反应越多）。

化学反应产生需同时满足两项条件：

1.碰撞粒子的能量要超越最低限能；

2.碰撞的方向要正确。

另外，增加"温度""浓度"及"加入催化剂"都能增加有效碰撞频率。

我将它套用为人际互动之碰撞学说（collision theory-relationship version）：

人与人必须借由事件相遇才能产生交集进而建立关系。且相遇后不一定能够变成朋友，能顺利建立关系的相遇将会被纪念，无法建立关系的相遇将被遗忘。另外，单位时间内，经历越多事件、与越多人相遇，成功建立关系的概率越高（成功找到朋友的数量越多）。

建立友谊需同时满足两项条件：

1. 相遇的两人在那个当下都要具备"交朋友的意愿与开放的心胸"（愿意交朋友的最低意愿）；

2. 促使两人相遇的事件需能够揭露彼此的共同点，引起双方共鸣（在能够引发两人连结的正确方位相遇）。

另外，增加"共同合作的机会"（温度升高）、"多认识人"（浓度增加）及有"第三者的引介"（共同朋友担任催化剂）都有助于建立友情（有效碰撞频率）。

是不是有点难懂？别急，且听我娓娓道来。

每一个人就像一颗化学粒子，在本质上有不同的属性，而透过参与活动、朋友介绍、工作、交友软件……让原本陌生的两个人有了第一次接触的机会，也就是所谓的"碰撞"。

人与人接触时，两者皆须具备最低能量——也就是交友意愿，才能建立关系。举个例子，A 先生与 B 小姐分别是两家公司代表出席会议的员工，两者因会议有了"碰撞"的机会，但两人都只想完成工作，并无意愿深入了解对方，因此在这个当下两人没有机会进一步深入私交。

　　整体来说，人的性格会随着成长趋于稳定，但在不同环境下还是会有些微差异，心理学研究发现，人与人在态度、信念、兴趣、爱好与价值观相似度越高的情境下，越容易对彼此产生好感、建立关系，也就是所谓的物以类聚。因此，在数次的"碰撞"机会下，两人是否有机会发现彼此的共同点——相同的兴趣、相似的生活经验、相近的价值观，甚至共同讨厌的人、事、物，都能让彼此有更亲近的感觉，增加成为朋友的机会①。

　　而人与人之间肉眼看不见、却影响我们相当多的"人际关系"，宛如粒子之间连结的作用力。如果两人能共同完成一项任务，像是举办科系博览会、提案比赛、篮球比赛……透过任务中的讨论、磨合而加深彼此的认识，更能加快彼此成为朋友的速度（也就是粒子处于高温时化学反应加快）；再者，如果多参加活动，例如学校社团、企业实习、教育部

————————————

① 有时候也有人基于互补性而相吸引的说法，这是指双方在交往的过程中能互相满足彼此的心理状态。

课程、小区志愿者……都能增加认识人的机会，认识的人越多，找到志同道合的伙伴的概率也就越高；最后，可透过共同朋友担任催化剂的角色，让原本陌生的两人降低对彼此的戒心，并且更快了解彼此，进而建立友谊。

　　不过，不同化学粒子的特性不同，人也有独特的性格，若这个人本身交友欲望就较低，宛如 18 族①的惰性气体，就不太容易跟他成为朋友。或者，两者的共同性太低，在一般情境下，比较难成为朋友。以化学反应来比喻，He+O₂（化学元素）不管怎么用力碰撞，无论是调整压力还是温度，都难以结合。所以，若你遇到很难变成朋友的人，就试着告诉自己不要强求，不是每一种元素之间都能起化学反应的。

---

① 一种元素，英国物理学家瑞利把这个气体命名为 argon，因为在测定元素性质的时候，发现此气体是完全惰性的。

**笔记
提要**

· 想要拥有更多契合的朋友，多参与活动，多认识一些人，有机会提高成功概率。

· 但同时也需要评估，自己是内向还是外向的人？需要多少朋友呢？过量的社交刺激也会造成个人压力，因此找到适合自己拓展人际关系的速度跟数量，也很重要!

· 每个人的兴趣与个性都有差异，若遇到真的不合适的对象，也不用太气馁或自我谴责。

打开心房，再多一点点

老黄让我渐渐地懂了"朋友是怎么一回事"，而我生命中的另一个天使，帮我提升自我效能（self efficacy）——一种相信自己有能力去完成艰巨任务的自我信念，让我在走出抑郁症后，更勇敢地去挑战之前不敢尝试的事情，例如，写一本你正在阅读的书。

跳跳是我在 2015 年暑假去哈尔滨工业大学交流时认识的台大学生，那个活动由对方学校资助，邀请台湾各大专院校的学生前往哈尔滨上课、参观兼游玩。活动期间，我没有和其他成大的同学一起行动，而是搭了另一班飞机提早抵达，因而与台科大和台大的同学比较熟。

两周期间，只要有自由活动时间，我们便一起搭公交车出去玩，一路上不断拍各种好看的照片，晚上也会聚在一起喝透凉的哈尔滨啤酒、吃西瓜与玩杀手游戏。此时，尽管我的行为表现让别人觉得我很活泼，但我骨子里仍是内向的，一整天的团体行动加上大量的感官刺激，让我累积了相当多的压力，于是每天睡前我都需要独处一段时间，好好写日记释放负能量。

一开始我对跳跳存有很大的戒心，即使一起出游，我还是会刻意和她保持适当的距离。因为她太漂亮了，又很聪明，这点让我心生恐惧。我必须承认，我对貌美又聪慧的人存有偏见，总觉得他们应该是特别骄傲、社交手腕高的，也符合易霸凌他人的加害者形象。生物的生存本能被激发，潜意识就足以驱使我逃离危险因子。

旅程的最后几天，我们待在一个同学的房间休息，趁着这空当，我拿出日记本继续书写，跳跳突然凑了过来，语气兴奋地说："哇！你在写日记吗？"我被她的举动吓了一跳，马上把日记本往背后塞。我不喜欢让别人知道我有写日记的习惯，好像这年代会动笔写日记的人已经很少了，就很多方面来说，我已经是个很奇怪的人了，不想被大家又贴上另一个怪咖标签。

"好厉害喔！我一直觉得有写日记习惯的人很棒！我觉得写东西好难喔……"跳跳继续说。

当时她表情诚恳，像幼儿园小孩看见棉花糖那样，眼睛睁得又圆又大，不像是为了社交而故意表露赞誉之言。不过我的警惕心理是没有办法这么快解除的，真正的社交高手是不会让我看见破绽的。

不过回到台湾之后，即使生活圈不同，难以会面，跳跳竟然还是会用 Facebook 跟我聊天。我们聊着她在职业生涯发展上和感情上的烦恼，还有为了这些事情所做的挣扎跟努力。听到她的自述，我才意识到她不是那种高高在上、养尊处优的公主，而是很努力让自己活得更好的坚强女性，这点让我觉得她变得亲近了一些。

另外，当我觉得自己不够好的时候，她会花好几个小时，逐项剖析，就她的观察，所看到的我的优点是什么，并非我没有意识到这些特质的存在，而是从来不知道它们能被如此"正向解读"。平常相处时，她也非常细心，忙碌时会友善地说声："抱歉，我等一下要去做家教，要先跟你说再见了，我们下次再聊。"好像她知道我有"被遗弃的焦虑感"，刻意跟我说再见，而非一声不响地就离线，让我不用在独处的时空里悲剧性地猜想——"她是不是单纯不想做坏人，所以才对我释出善意"，或是她只是"找不到理由甩掉我这个拖油瓶而已"。

跳跳的这些举动，让我对人际相处多了一份踏实感跟安全感，不用担心朋友是不是随时会消失不见，他们不在我身边只是因为真的有事要忙，而非不要我了。她成为我学习与人互动的"楷模"，借由与她的相处、模仿她的行为，我找到了改善人际关系的方法。这正是心理学家阿尔伯特·班杜拉（Albert Bandura）^① 在社会学习论（social learning theory）中提到的直接模仿式（direct modeling）学习。

因为跳跳对我实在太好了，让我有点受宠若惊，使我感到相当愧疚——自己之前怎么这样误解她呢？所以我找了一天战战兢兢地向她坦白："跳跳，我很抱歉，我之前一直误会你，我很害怕外貌姣好的人，总认为她们不友善。我觉得你很漂亮，总担心你会很难相处。"没想到她竟然认同地表示："我以前也这样觉得，哈哈。我对自己的外表也没有自信啊，以前也超讨厌那些漂亮的女生，所以你的心情我懂。真的是直到有一天，我遇到长得很漂亮、能力又好、待人又亲切的学姐，才让我放下成见的。"与她的这段谈话，对我帮助很大，原来不是所有事都像预期的那么糟糕——我以为当她发现我竟对她有所误解，会小肚鸡肠地怨恨我，但她没有，反而理解我的担忧，并且透过这次的谈话让我们

———————————

① 美国当代著名心理学家，新行为主义的主要代表人物之一，社会学习理论的创始人。

的友谊更加深厚。

这段日子以来，虽然我一直在"写东西"，但因为没得过什么文学奖，初高中作文也没被表扬过，对自己的文笔没什么自信。甚至在书写自己的日记、Facebook 文章时，我还会倍感压力，总觉得"自己不够好，没有资格写"。看到其他同学在 Facebook 发表了精辟的论文、优美的抒情文，我都会相当羡慕。

结果跳跳竟然说："你也可以写啊，我觉得你平常写东西的水平跟他们一样好呀！你应该多写一点！"

跳跳花了很长时间连哄带骗地"逼我写作"，不管我写出什么东西，都会积极地鼓励我。我觉得她很像芬兰教育的老师——认为每个学生都是第一名，并且会帮助学生找出他的独特性，告诉他为什么在这些方面他是最棒的。虽然她没有学过心理学，但跳跳正在对我做的事情，无疑是透过"赞许与肯定"来增加我的自我效能，让我愿意相信自己能够去做"我有能力完成，却否定自己"的事情。

虽然我觉得自己的文章造诣有很大的进步空间，也不断在进修当中，但真的很感谢她，让我"知道自己有能力"可以书写。就像复健师扶着患者练习身体运动一样，她陪着我走过那些跌跌撞撞的摸索期，她让我首次意识到自己其实没那么差，是有能力完成些什么的，改变了我做事瞻前顾后、畏首畏尾的被动处境。

笔记
提要

· 遇到自信心较低落的人，可以派一些有挑战性但
不会太困难的任务给他们执行，以累积成功经验。
· 或是分享与其处境类似的人物经验给他们模仿，
并且给予适时的鼓励，能帮助他们提高自我效能，
发挥潜力。

自我效能（self efficacy）是什么？

1. 源自心理学家班杜拉于 1986 年所提出的社会认知理论，指个人对自己在特定领域中是否具有成功地执行或完成任务的能力的主观感受。

2. 班杜拉认为，自我效能对人主要有三个方面的影响：

A. 认知（cognition）：高自我效能者有较高的理想与抱负，且愿意接受挑战，能够深谋远虑，并且务实地采取行动，而非专注于自己的缺陷而裹足不前。

B. 动机（motivation）：认为自己有能力完成任务，因而愿意设定较高的目标，付出更多的努力，并且表现出积极与坚持的态度。

C.心情或情感（mood or affect）：能够减低环境变化对自己的影响。处于压力与威胁时，能保持冷静，而不受焦虑及抑郁的困扰。

3.提升个人自我效能可借由成就表现、替代经验、言语劝说和情绪激发等四个方法着手：

A.成就表现：累积正向经验，就算是小事也没关系，久了也能聚沙成塔。例如，平时没有运动习惯，想参加马拉松比赛，如果直接练习五六公里，可能会因为压力过大而放弃，故可以从每天固定跑二百米开始，再逐渐增加训练长度。让自己减少对运动的挫折感，并逐渐相信自己具备完成比赛的能力。

B.替代经验：观察他人（与自己有相似性的楷模），

进而学习。可以去阅读偶像的自传，或是访问欣赏的前辈，了解他们的心理历程。

C.言语劝说：获得他人的激励与赞许。

D.情绪激发：情绪稳定与低度的焦虑，让个体相信自己有较高的掌控能力。可透过情绪管理与生活管理的训练达到这个目的。

从心底和父母拥抱

那天星期五，我打了两份工，从早到晚连续工作了十三个小时，回到出租屋的小房间时，身体和心灵都疲倦到不行。侧身蜷缩在地板上，皮肤紧贴着寒气逼人的白色瓷砖，被世界遗弃的孤绝感再次向我袭来。

好累，感觉自己像一只拼命向前跑却一点都没前进的仓鼠，逃离不了抑郁的滚轮，也离不开贫穷的牢笼。同时做两份兼职，领最低的基本时薪（事实上连最低时薪都不到），还要顾及学校课业，让我每天都觉得自己的身体快垮掉了，随时都会过劳死。

虽然我一直很努力学习，不敢掉以轻心，把所有缝隙都填满，逼迫自己进步，但还是找不到自己的价值。会不会这么努力了，一切的一切还是枉然，在毕业之后终究找不到能够度日的工作？

你可能会问，都读到成大了，为什么不去兼家教？这样薪水比较高，还能兼顾课业跟经济问题啊。老实说，因为抑郁症的关系，我高中几乎"没有东西留下来"，也"对学习产生恐惧感"，即使我现在不在抑郁症的状态了，当初学到的东西，现在却不一定记得，所以没办法接家教，因而只好努力发展其他的技能，但这个过程并不容易。

总之，那天我真的很无助，瘫软在房间的地板上，觉得灵魂随时会在我失去意识的时候离开身体。我虚弱地用手机敲出几条短信给学妹："怎么办？我好累，我快活不下去了。"

"那你要不要养只猫？每次我觉得很想死的时候，看到我家的猫咪要依靠我才能生存下去，就觉得自己还是有点价值的。小动物嘛，有时候会来找我撒娇，我就觉得好多了。"
学妹分享了她自己透过养宠物对抗抑郁症的经验。

隔天我就带了两只流浪猫回家。

其实我一直很爱猫，但父母一个讨厌猫、一个怕猫，就
始终没有养。但没办法，我面临"死亡的关头"，顾不了那
么多了，只好先斩后奏。

猫咪在我念书时会跳到我的大腿上睡觉，早晨会舔我
的脸颊叫我起床，我一回家就能看到它们等在门口喵喵叫，
这些事情确实舒缓了我焦虑与孤独的感受，这个小房间也开
始生机勃勃，不再孤独黑暗。更重要的是，从照顾猫咪的过
程中，我仿佛看见了自己与父母的关系。

● ● ● ● ● ●

客观上来说，父母能给我遮风避雨的房间，能够温饱
的三餐，且从来不对我的学习成绩施压，对此我一点抱怨
也没有。但即使如此，家人之间还是有很多的矛盾，让我

伤痕累累。我气他们总说出伤害我的言语，损伤我的自尊；我气他们对我毫无期许，总是说好的学生会自立自强，不像其他人的父母会担心孩子的前途，带他们去补习、参加活动；我更气他们，始终不在乎我的感受，漠视我患抑郁症需要治疗的事实。

"你的父母也是第一次当父母啊，第一次有上小学的女儿，第一次有一个上高中的女儿，你的每一次成长，对他们来说都是第一次经历，所以难免有些不知所措。"很多年前，在某本书上看到这段话，有时候我会想，是不是我太苛求他们了？但……如果他们不知道怎么养小孩，为什么从来不看一些亲子教育的书？

我总觉得自己是一盆每天被浇水，却被无知主人养死的仙人掌。

以前学校有家长会，爸妈都不想参加，他们担心去了就会被学校"勒索捐钱"或是莫名其妙成了家长会干部。但我难过极了，他们一点都不想知道我在学校的状况。当我拿联络簿给父亲签名的时候，他却说要我自己签一签就好，而母亲干脆拿她的印章给我让我自己盖，我就这样充当了好几年"家长"。有同学很羡慕我，父母不看联络簿等于不对我的在校表现施压，但我只觉得有一种"他们不在乎我""对我没有任何期待"的失落感。

我花了很多年去理解，他们其实是爱我的，只是不知道怎么表达。也许他们做错了，但绝不是故意伤害我的。

父亲每次出差，都会买很多东西给我。我放学回家就会看到书桌堆满礼物，即使离家读大学后也一样。有一次他去上海，买了七八个附有可爱图案的皮夹。我笑说："给我这么多皮夹做什么，我又没钱可以放！"我不喜欢用复杂图案的皮夹，而且我很念旧，一个会用两三年，还真不知道七八个皮夹要用到何年何月，我气他在我的成长中缺席，不了解我的喜好。但又有多少父母能真正了解他们的子女，亦亲亦友地与他们相处？

现在回想起来，我会反省自己是否过度苛求。也许父亲不懂得如何对女儿表达关心，所以用礼物代替。但我好希望，他可以跟我说一些鼓励的话，或花点时间陪我，而不是只有这些用不完的礼物。

或许你会说，我实在太身在福中不知福了。如果换成另一个小孩，在这样放任自由的家庭教育下，可能会过得很开心。但每个孩子与生俱来的气质（Temperament）就是不同，每对父母与孩子，都是一种崭新的组合，需要找到适合的相处模式。

但不可推托的是，在这样充满嫌隙的亲子关系里，我也有责任：我是个有事就往心里搁、不会说出口的人，而我不说，父母自然不会知道我的感受。有一次父亲说："我实在不知道你的心思这么细腻，玩笑话都往心里去。"

过去我会偷偷阅读心理咨询的书，看着上面家庭关系的部分掉泪——大概就是这些原因，导致我现在的性格有所缺陷，却又无能为力。但家人是一辈子的，如果没有人愿意踏出第一步去改变，这样僵持不下的关系永远不会改善。

我挣扎了很多年才决定要开始和父母沟通。

● ● ● ● ● ●

我养的两只猫咪是同一胎的白底虎斑猫，本来只想领养一只，但认养中心的人说我选中的那只猫很怕孤单，一定要有另一只猫陪它才能带走，我很能理解孤单的感受，所以便将它们兄妹俩带回来了。

公猫叫作臭豆腐，因为刚被带回家时常不小心踩到自己的粪便，导致全身臭气熏天；而母猫嘴上有块橘红色的胎记，似一块韩式泡菜，便命名为泡菜了。总之，两只猫的性格差很多，臭豆腐很快就适应了环境，一周过后便开始撒娇讨抱，相较之下，泡菜很神经质，总是躲得远远的。我身为猫奴，当然很快就爱上对人亲近的臭豆腐。

但过没几天，我意识到"自己正在偏心"，就像父母会期待一个需要他们的孩子一样。我的个性跟泡菜相似，很容易紧张焦虑，性子也比较倔强独立，无形中与父母拉开一段安全距离；而我堂妹正好与我相反，是个柔弱、会黏着大人的小女孩。看着臭豆腐和泡菜，我开始能理解小时候，为何堂妹比较得人疼。尽管我在处理人际关系上很弱，但并不代表我不需要"爱"。所以有时候，我还是会刻意地去摸摸泡菜，提醒自己不能偏心。

又有一回，兽医说流浪猫需要服用体内驱虫剂，一颗药丸三十元，两只猫的药耗费三百多元。但喂它俩吃胶囊时，它们都会偷偷含在舌下许久，待我不注意时又把药吐在墙角。我当下气得抓狂，把猫咪抓起来骂："你们知不知道药很贵？钱很难赚？这是怕你们生病才给你们吃的，居然给我吐掉！下次把你们关在兽医院门口挂牌子乞讨，自己的饲料费你们自己赚！"话一说完，我就有点愧疚，幼稚园时我也怕药苦，曾偷偷把药丢进马桶冲掉，母亲知道后把我痛骂一顿。我瞬间能理解，父母要同时兼顾上班，照顾小孩，还要为了生活周旋各种杂事，而小孩在这种时刻出乱子，自然会有脾气。

泡菜真的很怕生，我一靠近，它就会张嘴哈气，吓唬我别再前进，这举动却激起我的玩心，我反过来张嘴露牙对它哈气，不过它一点都不觉得有趣，吓到在墙角躲起来颤抖。我想起父亲以前跟我说过的"想把我丢掉"的低级玩笑，完全没有顾虑到我的感受而伤害到我，就像我没有发现泡菜真的很恐惧，搞不清楚在它眼前的庞然大物是否试图猎杀它。但若换作臭豆腐，我对它龇牙咧嘴地哈气，它只会像大爷一样一动不动，淡定地看着我。所以父亲的玩笑对一个神经大条的孩子来说，或许一点反应也没有，父亲并不知道他的恶作剧会伤害到我，以为完全合情合理。

以前父亲说了难听的话，我会默默承受，不断自责自怜。可是现在我会跟父亲说："你知道刚刚那些话会让我很难过吗？可不可以不要这样？"尽管当下他会不知所措，但我们终于慢慢找到与彼此的相处之道。

往日全家出游时，如果我因疲惫待在饭店不想出门，他总责备我："我是花钱让你出来睡觉的吗？"现在他会说："不舒服吗？那好好休息，我先出去晃晃，等一下再回来找你。"

或者，我前阵子相当低落地跟父亲说自己的近况。他告诉我："我小时候也常被同学欺负，很孤单，所以会一个人拿着地图骑自行车到处散心。当处境不好的时候，更要会自我安慰，所以我才坚持给你买一辆电动车，你心情不好的时候可以骑去安平看看海。人生会有很多际遇，我很感谢上天让我遇见你跟你妈，我爱你们。"这些话，他以前是不可能说出口的。

在养猫的过程中，我体会到身为照顾者所承受的压力，即使他们爱我，但他们仍有他们的困难，无法避免地使我受到伤害。

在我的家庭里，没有家暴，没有虐待，只是大家容易把工作、学校产生的压力带回家，这些负面情绪与不妥的冲突处理机制使彼此受到伤害。我们都爱着彼此，却因为自身的局限性，让对方感到痛苦。

我们都在学习如何转换立场去理解对方的难处，持续寻找当好父母、女儿角色的方法。同时，也需要给彼此一个机会，去和过去受伤的自己和解，期待更幸福的生活。

笔记
提要

· 家家有本难念的经，世界上没有绝对完美的家庭。

· 家人是一辈子的，想要改善家庭关系，总要有个
  人先站出来改变。与其永无止境地期盼父母或是
  手足去当改变的第一人，不如由自身做起。这个
  过程有点辛苦，也需要勇气，但是，唯有彼此都
  愿意敞开心胸去沟通，才有机会解决冲突、变得
  更亲密。

· 若家庭问题太过困难、庞大，建议寻求专业的心
  理师或者社工协助。

· 家庭对每个人的影响都很大，所以一个具备爱、
  能够开放且理性沟通、状况稳定的家庭，更能改
  善抑郁情形。

心理学教会我的事 4

维系友谊的七大原则

社会支持是帮助抑郁症好转的重要因素，然而要如何交到朋友，是第一个难关，交到朋友之后，维系这段关系又是下一个考验，我就自己的经验来谈，整理出了七大原则，希望能帮助更多人拥有美好的友谊。

一、开放的心胸

我们在过往人生里总有受伤的经历，那些伤害我们的人，其相貌、声音、做事的习惯，会深深刻印在我们脑海里，日后遇到类似的人，便会引发我们脑中排斥、恐惧的感受。

虽然这是正常的生理反应，但要提醒自己，毕竟这是不同的情况、不同的人，不能被过往的经验框住而预设立场，掉入自我验证预言（self-fulfilling prophecy）的陷阱：在你还不认识这个人的时候，就对他存有偏见，认定他很讨厌，那么他做的每件事你都会看不顺眼，最后在他做错了一件事时你会更确定他是个差劲的人。那么，你极有可能因为这个不正确的预设立场而失去交到一个好友的机会。

二、尊重、同理、不强求

就像伏尔泰所秉持的理念：我不认同你的说法，但我誓死捍卫你说话的权利。人与人因成长背景的差异而有不同的价值观，有时候争个你死我活也没太大意义，只会让彼此伤痕累累。不如像伏尔泰所言，每个人可以保持自己的观点，并且学习去尊重、理解对方的立场，若真的不合适，就当个点头之交吧，硬要把彼此绑在一起，也是徒增痛苦而已。

三、合适的交流频率

总有些人会让你觉得相处起来特别舒适，能够坦荡荡地做自己；但也有些人，你欣赏他、想与之为友，相处起来却总有些压力。其实面对不同的人时，两个人之间的相处时间与频率，都需要重新调适。试着跟你的朋友沟通，调整出两个人都同意的相处模式，找到那个不会太黏，也不会太冷漠的界线，让彼此能好好享受这段陪伴。

以我自己为例，有个学姐在成大读硕士班，我经常在晚上十点左右找她吃宵夜兼聊天，每次大约一两个小时，吃完饭她又回实验室做细胞实验。我常担心会不会因为自己太频繁地找她，让她觉得太黏？有一次我终于找到契机询问她的感受，她回答："你问我要不要吃饭，我有空就答应，没空也会拒绝你，不会勉强自己去配合。总之，现在是不错的交流频率！"为了减少自己的担忧，或是与一个会把怨言往心里搁的人交往，多沟通才是维系友情的上策。

四、向他人敞开内心

集结众多研究发现，当我们第一次与人接触时，通常只会聊一些表面性的话题，呈现冰山一角的自己，当双方越来越熟悉之后，才会表现出较私密的部分。自我揭露（self-disclosure）通常是双向的，当一个人对他人表达出深度的自我表露后，会得到相对程度的亲密感。若揭露的内容与对方表现的特质是互补的，那么自我揭露越多的人比起表达较少的人，会受到更多的喜爱与赞赏。但如果双方关系不深，却讲了不对应或是负面消极的话，例如自己的犯罪记录或疾病史，可能会对这段关系带来反效果。

我有一个同学担任各大校园活动的负责人，看似交友繁多，却总向我吐苦水："很奇怪，总是找不到一个可以谈心、觉得真正要好的朋友。"依据我对他的观察，大概是他"太公事公办"，除了认真完成活动要求的任务外，很少去跟参与的同学闲聊、交谈，导致没有和他人建立亲密感。因此，我建议他可以看看活动中有没有价值观比较相近的人，试着去和对方聊聊天，分享自己过往的经历，开心也好，悲伤也好，透过适度的自我揭露去和他人建立较深厚的人际关系。

五、将朋友分门别类

如前文所提，每个人的性格中都有复杂的成分，人与人之间依据彼此相似的特质而建立友情。举例来说，我跟 D 同学是因为喜欢打排球而成为朋友的，但她喜欢逛街而我不喜欢，若她太过频繁地找我去逛百货公司，会让我感到有压力及抗拒；而 F 同学跟我一样喜欢看小说，因此我们常聚在一起讨论剧情，但他喜欢宅在家里，而我喜欢出门旅游，因此在讨论小说这个方向上，他是个好朋友，但在旅行上却不是个好旅伴。所以如果我们与他人建立友情后，把对方当作万能的，不管对方有没有兴趣，事情都得一起做，恐怕会让彼此相处产生一定的摩擦。

所以好的交友方式，应当把朋友依据属性分类：一起组读书会的、一起运动的、能深度谈心的、一起吃饭的、一起工作的……分类是为了让彼此能找到适合的相处模式，而不是利用对方。因此，还是要注意尊重对方的意愿，切忌把朋友当成工具啊！

六、互相帮忙

社会学家霍曼斯（G.C. Homans）[1] 提出"社会交换论"，认为人际互动中所展现的社会行为是一种商品交换。该理论的前提是：个人付出的行为是为了获得报酬（reward）及逃避惩罚（punishment），个人的行动将会尽量降低付出（cost）与提高收益，并且强调互动间的公平原则（equity rule）。

也就是说，人与人之间的交往，在某种程度上，确实是为了让自己过得更好而"各取所需"，因此互惠是相当重要的，也就是古人所云投桃报李之意。其实简单想想就会发现，

————————

[1] 美国社会学家，社会交换论的代表人物之一。

如果你对一个朋友非常好，他要借用什么你都答应，但长期下来却不曾见他做出任何回报，甚至是口头上的感谢都没有，你是否会觉得心灰意冷而想淡出这段关系呢？

七、定期联系

常有人说："会联络的就是会联络，不会联络的就是不会联络。"但更常发生的情况是，有些人明明就没有发生冲突，却不知不觉走散了。人的生命很长，经常过了几年就换了生活环境，也步入另一个人生阶段，若没有三五不时更新一下对方的信息，彼此就会变成陌生人了。

或许你会有疑问："到新学校会有新朋友跟活动、出社会以后工作那么忙、结婚以后还要顾小孩，怎么有那么多心力去维系友情呢？"但现在网络很便利，提供几个大家维系情感的方法，叫"二要一不"：

1. 要分享资讯：也许是活动讯息、不错的文章，顺手用微信或是 Facebook 传给你知道的会对这个讯息感兴趣的朋友。

2. 要闲聊几句：每隔两三个月，可以用通讯软件跟远方的朋友聊几句，分享自己最近在做的事情，也问问对方的情况。重要的朋友可以每隔一两年见面相聚一次。让对方对你保持熟悉感，也让他知道自己是被重视的。

3. 不要有事才找：就像减肥要少量多餐，维系友情也是少量多次，不要有求于人才联系，会让对方觉得自己像工具人。

什么是人际关系?

1.布拉墨（L.M.Brammer）指出人际关系（interpersonal relationship）意指人与人之间互相交往、互相影响的一种状态，是社会影响的历程之一。

2.德维托（J.A.Devito）指出广义的人际关系包含亲子关系、两性关系、手足关系、劳资关系、师生关系等人与人之间任何型态的互动关系，并认为人们通常依据与自身的熟悉程度将关系人分成：认识的人（acquaintances）、朋友（friends）与亲密的人（intimates）。

3.舒兹（W.C.Schutz）[①] 提出"人际需求论"，主张人际关系是否开始、建立或是维持，得视双方的人际需求相

———————————

① 美国社会心理学家。

互配合程度而定。其人际需求包含情感需求（affection need）——付出情感与获得情感的期望，归属需求（inclusive need）——被他人认同与接纳，在群体中产生归属感，及控制需求（control need）——能够成功影响他人的愿望。

4.霍曼斯自行为主义心理学与基础经济学衍生而提出的"社会交换论"，认为人际互动中所展现的社会行为是一种商品交换。该理论的前提是：个人付出的行为是为了获得报酬（reward）及逃避惩罚（punishment），个人的行动将会尽量降低付出（cost）与提高收益，并且强调互动间的公平原则（equity rule）。

后记

离开病房之后

　　病情舒缓之际，我心里有诸多困惑，不确定自己的状态是否稳定了。经常只是情绪没那么低潮而已，却还是有些社交焦虑、自卑的问题需要适应。因此，会四处寻觅抑郁症相关或者心灵励志的书籍来阅读，期待能更了解自己的疾病与身心状态。

　　但是，我发现，市面上有关抑郁症的书籍，多数为学术性很强的教科书以及患者的经验分享。就前者而言，光看那些理论，实在很难理解诊断标签的只字词组背后，患者究竟经历了多大程度的痛苦；而抑郁症患者写的自我剖析则有两大问题：一、多数是刚复原没多久写的，但抑郁症是需要数年长期奋斗的疾病，后来那些年他们怎么了？有复发吗？没人知道。二、本书内文有强调过，抑郁症成因有很多，并且每个患者都是独特的个案，非心理学专业的患者在分享经验时，有可能误将自身的特殊情况过度类推至所有抑郁症患者身上，造成错误的信息传播，像是并非所有抑郁症患者都会出现幻觉（hallucination）与妄想（delusion）这类精神特征（psychotic features），是在症状较严重时出现的概率才较高。另外，抑郁症与思觉失调症的幻听内容是有差异的，前者多是被责备、自责的自我对话，后者较为奇异、怪诞。

　　另外，精神疾患的判定并非那么清楚明了，即便诊断手册上有明确的疾病特征，但医生面对病人时却不是那么好判断，因此医生不同、参考的诊断数据（问诊、心理衡量与借鉴……所取得的病患信息）有所差异时，诊断结果也可能不同。同时，精神疾患亦有"共病"的情形——即同时有好几个比例不等的心理问题，因而现实中不存在"纯粹的、典型的"抑郁症患者。所以请别因为别人与你认知中的抑郁症患者"表现不同"，就觉得他是"假的"。

许多心灵励志的书籍，都会描述一些悲惨的个案，例如病患经历了哪些治疗，或是单纯拥有某个信念（相信什么）却看不出有什么行动，病症便"改善了"，每当我看到这类文章都会很受挫：为什么他们的故事短短的，才六七页病就好了。大家都复原得这么快，而我的病过了这么多年，却还是经常复发，时好时坏？当我逐渐缓解稳定之后，我想起了无法正确分辨哪些书适合自己阅读，以及阅读他人顺利康复而自己却仍在与疾病奋斗的那份挫折感。那么，还在跟抑郁症搏斗的病友们，是不是有同样的无助呢？这让我有了写作的念头，能不能将我走过的抑郁症历程写成故事，并搭配正确的心理学知识，帮助大家理解抑郁症怎么产生？病发时可能发生什么事？还有预后会遭遇的问题及改善方法。

虽然发病至今已过七个年头，进入稳定的预后阶段也有一段时日了，但我仍在与抑郁症所遗留的"后遗症"对抗。"病好了"（至少暂时恢复到未发病时的状态）并不代表能够"立即"变成"正常人"，这是一条辛苦的复原之路。不过这个复原过程并不像断腿拆石膏后要去做肌肉训练那样外显，而是修复创伤、提升自信、建立人际安全网、补上落下的知识、学习调整生活状态、改变自我攻击式的思考模式……这些隐性却重要的活动。

还有那些抑郁症患者常有的"扭曲思考"，像是贴标签——自己不小心口误，就觉得自己是个恶毒的人；夸大问题的严重性——手机过热而已，就开始焦虑它等一下可能爆炸，自己会因此重伤住院；非黑即白的思考，容不得一点灰色地带——我大学毕业只能工作，或是读研究所，容不下"在职进修"这种折中的办法……这些情况还是会经常发生，这些都需要自我提醒或者他人的帮助才能改善思考模式。

至今，高中被霸凌的经历，仍在我心里留下很深的阴影，有时候我甚至怀疑自己是不是有轻微的 PTSD（创伤后压力症候群）。遇到比较强势的同学，我便会惶恐得不知所措，不敢与之对话，上课坐在他旁边都让我担忧。另外，对自己的外貌及社交能力还是极度缺乏自信，即便有无数上台发言及参加人数众多的活动的经验，人群依旧让我感到恐惧。我的大学生涯已经进行到第十个学期，就算我做报告总是很负责，也交到不少朋友，开学第一周还是会因为怕低年级的课程或是外系选修与同学不熟悉、分组报告没人跟我同组而焦虑到想休学，好友见状还得陪我去旁听。

但是，大众并不了解抑郁症康复后，仍需要继续"复原治疗"，而误以为患者能够立即"变成""正常人"。这对他们造成相当大的压力。事实上，成为"正常人"是非常辛苦的，也是极为困难的。

因为我已经走出病房、无须吃药，所有人开始以正常人的标准要求我，但还是有许多事情我无法办到。像是没办法把高中丢失的课程补足，立即去兼职家教进而经济独立。

而且，很长一段时间，我不知道如何对刚认识的人开口说自己的病史、自己的往事，我对自己的疾病史感到羞愧，但不说这些，也无法要求他们对我诸多事情上的"无能"多加理解与包容。这些，需要否认自己某部分的人生，也是痛苦的来源。

同时，这几年，父母总期盼我哪天会抑郁症"康复"，不再拿"想死"或是"我好焦虑，所以没办法做……"来逃避人生的责任以及用"情绪勒索他们"。我很爱我的父母，也不希望他们难受，但我依旧得继续跟自己的抑郁倾向斗争。有时候，解释情况需要耗费我难以负荷的心理能量，我便只字不提，久而久之，即便身体不舒服，心灵受到各种折磨，还是硬撑着把日子过下去，假装自己过得很好，不让他们担心。

还有，有时我会怀疑自己的人格到底正不正常？有没有因为抑郁症在人格塑造的青春期对自己造成永久性的伤害？即使断断续续接受将近六年的心理治疗，做了很多心理学思维的训练，我仍常会出现悲伤的情绪，动不动就冒出自杀的念头。于是，我经常感到害怕：经过心理治疗以后，不是就该变得乐观吗？为什么我依然无法达到那样的状态？我是不是"这辈子都没救了"？虽然课本总会说"基因影响很多，但神经回路还是有可塑性的"，但为什么我依旧悲观？我始终担心自己是不是那个没救的例外？

我好想变成"正常人"哦！可是怎么会那么难？

因为常常被"正常人思维"困住，我只好选择就读心理系，来了解自己、建立人际安全网（学习心理学的人比较有高度同理心吧！应该啦）、学习与他人相处及改善家庭关系，以降低抑郁症复发概率。就算我改变不了先天高度敏感、易于负向思考的基因设定，但至少能透过一些努力，让自己处于"安全"的环境（即较少触发抑郁症复发因子的环境），去面对之后的人生。

最后，我在心理学大学教育接近尾声时体悟到一件事：真正的"正常人"是不存在的，只有因为众多差异因素撞击而产生一个个特殊又珍贵的个人。最重要的并不是努力去成为看起来"不奇怪"的人，而是了解自己的特点，发挥天赋与适应缺陷，好好与自己相处。

像是在"社会与情绪发展"课程的指定教材中我读到的：

"心理治疗的功能便是教导新皮质[①] 抑制杏仁核[②]，之后你的原始情绪还是存在的，只是付诸行动的冲动被抑制了。"

"即便经过成功的心理治疗，扭曲的情绪仍然无法斩草除根，原来的敏感或恐惧依旧残留不去。"

——《EQ：决定一生幸福与成就的永恒力量》

看到这段话，我体悟到即使自己这辈子永远不可能变成

[①] 端脑表面所覆盖的灰质称为大脑皮质，也即新皮质。

[②] 又名杏仁体，是产生情绪、识别情绪、调节情绪、控制学习和记忆的脑部组织。

乐观的人，但仍可透过训练，让自己转换掉这些负面情绪，避免陷入抑郁症的状态。也许，我的大脑真的是有瑕疵的产品，会不断产生负面思想，但至少现在的我已经具备了一套心灵上的"情绪调节工具箱"，能用更短的时间、更有效率的方式修正这些负面信号，快速地将负面情绪"代谢掉"。

虽然整个社会充斥着"唯乐观是尊"的价值思维，但并不表示乐观是绝对的"优"，而悲观是绝对的"劣"，只是"特性不同"罢了。有一则寓言故事，裁判叫兔子、鱼、猴子跟大象比赛爬树，赢的动物代表最优秀。可想而知，答案是滑稽的，每个动物的特性不同，会爬树的只有猴子。这场比赛并不公平，若规则改成游泳，鱼会赢；若改成举重，大象会胜出。同样的，两种性格都各有优缺点，乐观的人虽然勇于面对挑战，却会低估风险；然而易于悲观的人，虽然处处担惊受怕，但从另一个方向来说，他们却能较谨慎评估、防患于未然。

最后，想跟大家说——

抑郁症很像高血压、糖尿病这类的慢性病，有遗传基因者遇到诱发环境容易发病，但若饮食、生活习惯良好，便会减少发作机会。同时受到基因、人格的影响与环境诱发，而控制症状恶化的药物，不只是那些实际吃下肚的化学药品，还有健康的思维模式。

所以，学习使用心灵上的"情绪调节工具箱"是非常重要的，当然，问题严重的时候，确实需要找寻心理师的专业协助，但治疗毕竟是一时的，懂得建立合理的思维模式，学会自我帮助的能力，才能与自己长久友善地相处下去。

另外，抑郁症是复发率极高的精神疾患，且患者很容易自责。如果给别人造成困扰，他们自己也不好受，在持续达不到他人赋予"康复"的重大责任下，他们反而会加重病情。因此，与其期待他们"一劳永逸"的康复，不如陪伴患者建立更强健的心灵，度过未来的种种挑战。

希望这本书可以给病友以及家属一些支持，也期盼大众对抑郁症的误解能少一点。

昨天女排出現了一個"很poss/"的女生，覺得是會搞小團體的人，好害怕。
雖然女排大部份人都不錯，但總覺得磁場不太一樣，很難變成好友。
算了，反正 ⋯ 藍球友就好了！

2013.8.22

　　转学考后的暑假，我到成大的社团参加暑训，其间和一个社团的女生一起练习，她给我的感觉很活泼、社交手腕很高，虽然是第一次见面，却让我心生恐惧，害怕脆弱的自己又可能遭遇霸凌的惨况。

成就收集箱

分享一个抵抗自我怀疑想法的方法，有点类似列出成就清单，但只是写在一张纸上很容易搞丢，也感觉比较没有"分量"。因此我找了一个鞋盒做成储存箱，把每次收到的赞美、被颁授的奖状、完成的事件，分别写在便条上，并标注上相关人物及日期，投进盒子里。当自己情绪很低落的时候，我便会打开来看看自己曾经完成的事情，从而来提醒自己不是"废物"。你也可以试试看，做一个属于你自己的成就收集箱。

在心情低落、觉得自己不够好的时候，可以把这些赞美拿出来看，提醒自己其实自己还是不错的。

谢　词

首先，我想感谢大学这几年来，在生活中无微不至照顾我的林诗咏学姐、熊熊 (熊明珩)、詹翊函、吴岱蓉、老黄 (黄郁琦)、李思颖、谢采芳、陈建中、陈冠志、或嘎 (郑或佳)，还有好心教我课业的戴文和陈禹洁，在我转学后给我归属感的心理系女排，以及陪我讨论生涯问题的祝先 (张祝贤学长)、大白菜 (石峻旻)、下巴 (林佑德)、张玮哲及柯博格、蓝秋惠学姐、蓝伟任学长。有你们，才能让我拥有一段精彩又美好的大学生活。

接着，感谢这些年跟着我受尽抑郁症折磨的父母，愿意支持我写这本书，以及跳跳（刘品昀）与高医心理系蔡宇哲老师的鼓励与指导，让我在动心起念后能有勇气提笔写下这些故事，还有谢谢成大心理系的黄柏僴老师及徐欣萍老师提点撰文方向，以及成大心理系的许庭玮学长、小夏（蔡岳霖学长）、郑文松学长、JN（廖杰恩学弟）、成大生科系的邱铭姿、阳明认知所的洪群宁、交大应用化学系的李学诚、清大系统神经所的陈文智学长给予建议。也谢谢这半年来不断写信，给我支持与鼓励的同学及读者。

　　最后，由衷地感谢三采文化副总编辑晓雯对这个作品的用心与专业指导，帮助我更正确地表达出这个故事及相关心理学知识，以及在背后默默付出的出版团队，得以让这本书以更精致的姿态与读者见面。

参考文献

中文

1. 危芷芬、田意民、何明洲、高之梅（译）（2010年）。心理学导论（原作者：Susan Nolen-Hoeksema, Barbara Fredrickson, Geoffrey Loftus, Willem Wagenaar）。台北市：双叶书廊。（原著出版年：2009）

2. 成令方、林鹤玲、吴嘉苓（译）（2003年）。见树又见林（原作者：Allan G. Johnson）。台北市：群学。（原著出版年：1997）

3. 林怡廷（2016 年 12 月 2 日）。常怀疑自己的能力？你可能有冒牌者症候群【新闻群组】取自 http://www.cw.com.tw/article/article.action?id=5079694

4. 林美珠、田秀兰（译）（2017 年）。助人技巧：探索、洞察与行动的催化（原作者：Clara E．Hill）。台北市：学富文化。（原著出版年：2014）

5. 柯华葳（主编）（2010 年）。中文阅读障碍。台北市：心理。

6. 修慧兰、郑玄藏、余振民、王淳弘（译）（2015 年）。谘商与心理治疗：理论与实务（原作者：Gerald Gorey）。台北市：双叶书廊。（原著出版年：2013）

7. 徐西森、连廷嘉、陈仙子、刘雅莹（著）（2010 年）。人际关系的理论与实务。台北市：心理。

8. 海苔熊（2017 年 4 月 20 日）。15 张图看冒牌者症候群：你不是不够好，只是恐惧失败【新闻群组】。取自 https://womany.net/read/article/13322

9. 张世慧（着）（2015 年）。学习障碍第二版。台北市：五南。

10. 张春兴（主编）（2013 年）。教育心理学。台北市：东华。

11. 陆洛、吴佩瑀、林国庆、高旭繁、翁崇修 (译)（2012年）。社会心理学（原作者：John D．DeLamater, Daniel J. Myers）。台北市：心理。（原著出版年：2007）

12. 叶光辉（译）（2015 年）。性格心理学（原作者：Lawrence A. Pervin, Daniel Cervone）。台北市：双叶书廊。(原著出版年：2012)

13. 苏惠麟（译）（2009 年）。图解抑郁症完全指南 (原作者：平安良雄）。台北市：原水文化。（原著出版年：2007)

英文

1. Akert, Aronson Wilson(2014). Social Psychology. The USA: Pearson Education.

2. American Psychiatric Association(2013). Diagnostic and statistical manual of mental disorders(5th ed.). Arlington, VA: Author.

3. Brammer, L. M.(1993). The Helpering Relationship: Process and Skill. New York: Allyn & Bacon.

4. Clance, P. R. The Impostor Phenomenon: Overcoming the Fear that Haunts Your Success. Atlanta, GA; Peachtree Publishers.

5. Clance, P. R., & Imes, S.A.(1978) The impostor phenomenon in high achieving women: Dynamics and therapeutic intervention. Psychother-Theor Res., 15(3): 241-247.

6. Devito, J. A.(1994). Human Communication: The Basic Course. HarperCollins College Publishers.

7. Duck, S., & Pittman, G.(1994). Social and personal relationships. In M. L. Knapp & G. R. Miller(Eds.), Handbook of Interpersonal Communication(pp.676-695). housand Oaks, CA: Sage.

8. Gazzaniga, Michael S., Heatherton, Todd F., & Halpern, Diane F.(2013). Psychological science. Canada: W. W. Norton & Company, Inc.

9. Ghorbanshirodi, S.(2012)The relationship between self-esteem and emotional intelligence with Impostor Syndrome among medical students of Guilan and Heratsi Universities. J Basic Appl Sci Res.(2012), 2(2): 1793-1802.

10. Grilo, Carlos M., Shiffman, Saul, & Campbell, Jeffery T Carter.(1994) "Binge eating antecedents in normal weight nonpurging females: is there consistency ?" International Journal of Eating Disorders, 16.3: 239-249.

11. Hoek, Hans Wijbrand, & Van Hoeken, Daphne(2003).

"Review of the prevalence and incidence of eating disorders." International Journal of Eating Disorders, 34.4: 383-396.

12. Homans, G. C.(1950). The Human Group. New York: Harcourt, Brace & World.

13. Homans, G. C.(1974). Social Behavior: Its Elementary Forms. New York: Harcourt, Brace & Jovanovich.

14. House, J. S.& Kahn, R. L.(1985). Measures and concepts of social support. Cohen & Syme 1985, pp. 83-108

15. Hynd, G.(1992). Neurological aspects of dyslexia: Comments on the balance model. Journal of Learning Disabilities: 25, 110-113.

16. Kruttschnitt, C.(2015). The Criminologist. Reflections, 40(3).

17. Mc Gregor, L. N., Gee, D. E., & Posey, K. E.(2008). I feel like a fraud and it depresses me: The relation between the imposter

phenomenon and depression. Social Behavior and Personality: An International Journal, 36(1): 43-48.

18. Schutz, W. C.(1958). A Three-dimensional Theory of Interpersonal Behavior. New York: Rinehart.

19. Schutz, W. C.(1996). The Interpersonal Underworld. Palo Alto, Calif: Science and Behavior Books.

20. Sears, O. D., Peplau, A. L., & Taylor, E. S.(1994). Social Psychology(8th ed.)New York: Prentice-Hall.

21. Spafford, C. S., & Grosser, G. S.(1996). Dyslexia. Boston: Allyn & Bacon.